胃与肠

——浅表型食管胃交界部癌的治疗策略

（日）《胃与肠》编委会　编著

《胃与肠》翻译委员会　译

U0385709

辽宁科学技术出版社

·沈阳·

Authorized translation from the Japanese Journal, entitled
胃と腸 第3巻 ISSN: 0536-2180
編集：「胃と腸」編集委員会
協力：早期胃癌研究会
Published by IGAKU-SHOIN LTD., Tokyo Copyright © 2017

Simplified Chinese Characters published by Liaoning Science and Technology Publishing House, Copyright © 2017.

图书在版编目（CIP）数据

胃与肠：浅表型食管胃交界部癌的治疗策略 ／(日)《胃与肠》编委会编著；《胃与肠》翻译委员会译 . —沈阳：辽宁科学技术出版社，2020.3

ISBN 978-7-5591-1354-2

Ⅰ . ①胃… Ⅱ . ①胃… ②胃… Ⅲ . ①食管癌—治疗 ②胃癌—治疗 Ⅳ . ① R735

中国版本图书馆 CIP 数据核字（2019）第 245618 号

出版发行：辽宁科学技术出版社
　　　　　（地址：沈阳市和平区十一纬路25号　邮编：110003）
印 刷 者：辽宁新华印务有限公司
经 销 者：各地新华书店
幅面尺寸：182 mm×257 mm
印　　张：5.5
字　　数：150 千字
出版时间：2020 年 3 月第 1 版
印刷时间：2020 年 3 月第 1 次印刷
责任编辑：唐丽萍　丁　一
封面设计：袁　舒
版式设计：袁　舒
责任校对：黄跃成　王春茹

书　　号：ISBN 978-7-5591-1354-2
定　　价：80.00元

编辑电话：024-23284363　13386835051
E-mail：1601145900@qq.com
邮购热线：024-23284502
http：//www.lnkj.com.cn

目　录

浅表型食管胃交界部癌的处理

小山恒男[1]

林香春　译

关键词　食管胃交界部　交界部癌　ESD

[1] 佐久総合病院佐久医療センター内視鏡内科　〒385-0051 佐久市中込 3400 番地 28
E-mail : oyama@coral.ocn.ne.jp

前言

食管胃交界部癌的定义在日本和欧美不同，在欧美常用 Siewert 分类[1] 分为 3 型，食管胃交界部（esophagogastric junction，EGJ）口侧 1~5cm 为 I 型，口侧 1cm ~ 肛侧 2cm 为 II 型，肛侧 2~5cm 为 III 型。在日本，无论是《食管癌处理规约》[2] 还是《胃癌处理规约》[3] 均采用西方分类[4]，将发生于 EGJ 上下 2cm 内的癌称为食管胃交界部癌。但是如何判断这个 EGJ，问题依然很多。

EGJ 的病理学定义

《食管癌处理规约》（第 11 版）[2] 中规定 EGJ 为在病理组织学上有如下表现：①柱状上皮下存在食管固有腺或食管腺导管；②鳞状上皮岛；③柱状上皮下双层黏膜肌层（黏膜肌层双层结构）；④纵行血管网。

出现以上任一表现的最靠近胃侧的部位判定为 EGJ。

①中食管固有腺的数量及分布存在个体差异，也有几乎看不到食管腺的病例。②鳞状上皮岛也存在问题，常见贲门癌内镜下黏膜下层剥离术（endoscopic submucosal dissection，ESD）后的溃疡被鳞状上皮修复（**图1**）。③的双层化在鳞状上皮下也可以见到，并非确切指标（**图2**）。由于 ESD 标本原则上是沿着长轴取材的，因此④的纵行血管的显示也不确切。由于《食管癌处

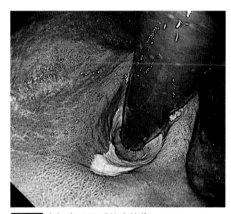

图1　贲门癌 ESD 后的内镜像
可见鳞状上皮再生到黏膜边界（SCJ）的胃侧。

理规约》中 EGJ 的病理组织学所见均为非特异性，因此对内镜下黏膜切除术（endoscopic mucosal resection，EMR）和 ESD 标本界定 EGJ 是非常困难的。

EGJ 的内镜下定义

《食管癌处理规约》（第 11 版）[2] 中将食管下段纵行血管远端定义为食管胃交界部；如果不能判定纵行血管时，将胃纵行皱襞的口侧终点定义为食管胃交界部。但食管下段由于食管括约肌的收缩常处于关闭状态，观察起来是困难的。那么如何判断 EGJ 呢？

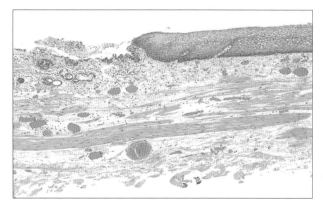

图2 食管胃交界部的病理组织像
黏膜肌层不仅在 SCJ 的肛侧，在口侧也有双层化。

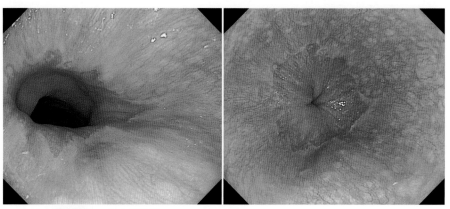

a | b

图3 EGJ 的内镜诊断
a 纵行血管、胃皱襞上缘一般看不清楚。
b 在同一病例深吸气时可以清楚看见纵行血管、胃皱襞，容易判断 EGJ。

最好的方法是利用深吸气。在深吸气时纵隔呈负压，在食管腔被伸展的同时 SCJ（squamo-columnar junction）以及 EGJ 移向口侧，使 EGJ 的观察变得容易（**图3**）。但是这个方法也不是完全奏效的，作者等[5]以 1057 例参加人群筛查的非镇静经口内镜检查的人为对象进行的前瞻性研究发现，可以观察到纵行血管下段或胃的纵行皱襞口侧端的病例占 79.4%（839/1057），即使采用深吸气法，也有约 20% 的病例难以正确定义 EGJ。正因如此，EGJ 的内镜诊断问题很多。

浅表型癌的治疗方针

对于浅表型食管胃交界部癌采用胃癌的方针进行治疗合适吗？应该按照食管癌治疗吗？T1b–SM1 在胃癌中为浸润到 $500\,\mu m$ 以下，在《食管癌处理规约》[2] 中内镜切除标本的 T1b–SM1 规定为"浸润到 $200\,\mu m$"，这是个大问题。

看一下 [**病例 1**]（**图4**），大部分为 T1a，但 1 个部位为 T1b，浸润 $300\,\mu m$，这个浸润深度如果是胃，为 T1b–SM1，但是如果在食管，则为 T1b–SM2。如果食管固有腺在相当于白圈的部位，则浸润部为胃，可诊断为 T1b–SM1，肿瘤长度 25mm，为 ESD 的扩大适应证病变（**图4a**）。但是如果食管固有腺的分布是在白圈的位置，则浸润部相当于食管，则诊断为 T1b–SM2（**图4b**）。但是如果没能确认食管固有腺和食管腺导管，也看不到黏膜肌层双层化以及纵行血管时，由于不能确定 EGJ，也就不能确定是 T1b–SM1 还是 T1b–SM2。

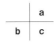

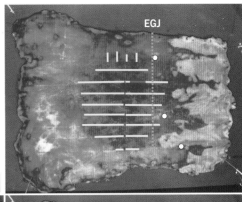

图4 [病例1]ESD切除标本的 EGJ 诊断

a 根据食管固有腺的分布判定 EGJ，黏膜下层（SM）浸润部在胃侧，浸润深度为 T1b-SM1。

b 这种情况下，SM 浸润部位于 EGJ 的食管侧，同样 300μm 的浸润，诊断为 T1b-SM2。

c 没有食管固有腺和食管腺导管以及黏膜肌层双层化时，不能界定 EGJ，不能判断浸润深度是 SM1 还是 SM2。

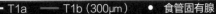

── T1a ── T1b（300μm） ● 食管固有腺

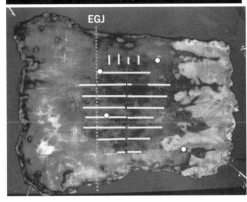

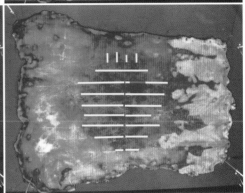

策划本书的意义

本书中高桥撰写的论文（34页）详细介绍了以外科切除或内镜切除的 T1a 及 T1b 食管胃交界部癌为研究对象的多中心联合研究，在黏膜肌层深层（DMM）中有 6.9%（6/87）、T1b 中有 22.3%（48/215）存在淋巴结转移。但是在 SM 浸润深度小于 500μm、肿瘤大小 30mm 以下、脉管浸润阴性的分化型癌中未见淋巴结转移（0/28）。这是非常重要的数据，意味着食管胃交界部癌无论是在 EGJ 的胃侧还是食管侧，T1b 浸润深度 500μm 以下时转移风险低。即在病理诊断 EGJ 困难的 ESD 标本中，如果有在 500μm 以下的 SM 浸润，可以判断没有转移风险，这与 EGJ 位置无关。

存在的问题

食管腺癌浸润到 500μm 以内是否也是一样较少转移？食管腺癌 SM1 定义为 500μm 以下是否合理？对 EGJ 的判断无论在病理组织学还是内镜下尚存在很多问题。为了明确内镜治疗适应证及影响预后的因素，需要进行以集中病理诊断为基础的多中心前瞻性研究。作者等正着手进行这一研究并期待其结果（UMIN R000029546）。

参考文献

[1] Siewert JR, Stein HJ. Carcinoma of the cardia：Carcinoma of the gastroesophageal junction classification, pathology and extent of resection. Dis Esophagus 9：173–182, 1996

[2] 日本食管学会(编). 食管癌取扱い规约, 第11版. 金原出版, 2015

[3] 日本胃癌学会(编). 胃癌取扱い规约, 第14版. 金原出版, 2010

[4] 西满正, 加治佐隆, 阿久根务, 他. 噴門癌について一食道胃境界部癌の提唱. 外科诊療 15：1328–1338, 1973

[5] 小山恒男, 高橋亜紀子. 食道胃交界部腺癌の内視镜诊断. 胃と腸 50：1142–1151, 2015

食管胃交界部癌和 Barrett 食管癌是否需要鉴别
——基于病理学立场

渡边 玄[1]

味冈 洋一

加藤 卓

Annenkov Alexey

大桥 瑠子

Korita Pavel

渡边 佳绪里

谷 优佑

杉野 英明

福田 睦

近藤 修平

横田 阳子

王孟春　译

摘要●食管胃交界部癌包括含 Barrett 食管癌的食管腺癌和胃贲门腺癌。从组织学发生的观点来看，需要区别两者，由于肿瘤本身不能显示其发源地的特征，因此不能依据肿瘤所在部位来推断出其发源地。但是，作者根据自己病例的体会是，交界部癌即使是浅表型腺癌，其中 6.7% (2/30) 也不能确定肿瘤的来源是食管还是胃，因此可以预想，进一步进展的病变就更难确定其来源了。从癌周的微环境与淋巴结转移等生物学行为有关的观点来看，不仅要重视组织学发生，更要重视癌是否浸润了食管。目的（追查病因、疾病分期）不同，交界部癌鉴别的必要性也不同。

关键词　食管胃交界部癌　Barrett 食管癌　胃贲门腺癌　疾病分期　淋巴结转移

[1] 新潟大学医学部临床病理学分野　〒951-8510新潟市中央区旭町通1番町757
E-mail : genmw@med.niigata-u.ac.jp

前言

食管胃交界部癌包括来源于食管的腺癌（Barrett 食管癌和其他腺癌）和胃的腺癌（胃贲门癌）。随着肿瘤的发生发展，鉴别两者很困难[1]。本文通过作者自己的病例情况，从食管胃交界部（esophagogastric junction，EGJ）区域发生的浅表型腺癌的病理学角度，探讨日本的处理规约[2,3]、美国癌症联合会癌症分期手册（AJCC cancer staging manual，以下称 AJCC 第 8 版）[4] 以及国际抗癌联盟恶性肿瘤 TNM 分类（UICC TNM classification of malignant tumours，以下称 UICC 第 8 版）[5] 有关食管胃交界部癌的定义、分类方法的妥当性和局限性。

处理规约中有关交界部癌的处理

日本的处理规约中[2,3,6]，EGJ 上下 2cm 区域内是 EGJ 范围，癌肿中心在 EGJ 区域被定义为食管胃交界部癌（以下简称交界部癌）[3]。EGJ 区域近端为 E，远端为 G，将浸润范围分类为 E、EG、E=G、GE、G（**图 1**）[6]。"胃癌按胃癌的处理规约，食管腺癌按食管癌的处理规约"[2] 处理，交界部癌则重视其发生来源（组织学发生）。交界部癌 E/EG 按食管癌处理规约处理，交界部癌 G/GF 按胃癌处理规约处理，但是针对交界部 E=G 没有明确说明是按食管癌还是胃癌处理。交界部癌是独立于食管下段癌与胃上部癌的[2]，但目前没有基于病理学方面处理的阐述。

AJCC第8版/UICC第8版对交界部癌的处理

AJCC第8版[4]和UICC第8版[5]将进展到EGJ的肿瘤和中心位于EGJ远端2cm以内的肿瘤规定为食管癌（交界部癌GE，Siewert分类Type Ⅱ癌）[7]，将EGJ肿瘤进展的中心超过远端2cm（包含Siewert分类Type Ⅲ[7]、肿瘤中心在EGJ区域外的胃内）规定为胃癌。但是，EGJ区域内肿瘤中心在胃侧、没有进展到EGJ的肿瘤（交界部G）也被规定为胃癌[4]。因此，诊断EGJ区域（包括其附近）的肿瘤时，确定EGJ的位置、肿瘤中心的位置、肿瘤是否向EGJ进展十分重要。AJCC/UICC没有明确将交界部癌GE规定为食管癌的证据，正如后面所述，从疾病分期的观点（癌周的微环境与淋巴结转移等生物学行为有关）来看，与发生来源（组织学发生）相比，癌是否浸润到食管更重要。

EGJ的病理组织学

从病理组织学上难以用线（或者组织切片上的点）来确定EGJ。病理组织学上对EGJ的确定是在EGJ存在可能性高的区域内进行的，也就是从食管侧向远端、从胃侧到近端这段狭窄的范围[8, 9]。从黏膜边界（squamocolumnar junction, SCJ）开始到远端柱状上皮之间为食管，其特点为食管腺和腺导管、鳞状上皮岛[10]、黏膜肌层的双层结构（也就是双层黏膜肌层）[11, 12]，而作为胃的柱状上皮的特点是：具备没有萎缩的（或者轻度萎缩的）胃底腺黏膜[8, 13]。除病理组织学所见外，还要参考手术标本肉眼所见（从管状的食管到囊状的胃移行病变周径变化的位置，特别是大弯侧His角的位置）。

Barrett黏膜的黏膜肌层双层结构，大多在近端，比较明确[8, 14]。在肿瘤存在的部位、远端EGJ附近的黏膜肌层则错综复杂，难以判断是否是双层结构，柱状上皮内食管是依据食管腺及其导管、鳞状上皮岛来判定的[1, 15]。我们在内镜下诊断了40例浅表型食管腺癌，符合"食管腺

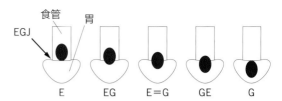

图1 食管胃交界部癌的分类和描述方法
EGJ: 食管胃交界部（esophagogastric junction）。
〔Japan Esophageal Society. Japanese Classification of Esophageal Cancer, 11th Edition. Esophagus 14: 37-65, 2017（DOI 10.1007/s10388-016-0551-7）より転載〕

及导管""鳞状上皮岛"两个指标的有39例（97.5%），同时经病理组织学也证实为腺癌的部位为食管[17]。

EGJ的形状

临床人多以直线来描述EGJ（在周径变化部位的水平连线）（**图1**）[6]，但实际上直线状的并不多。SCJ（≈EGJ）通常为"U"或"V"字形（"U/V"字形）（**图2a**）。这种EGJ形态按照胃穹隆部向小弯侧倾斜与食管相连接去想像的话很容易理解（**图2b**）[18]。Sato等[19]用外科切除的没有进展到EGJ的鳞状上皮癌展示了"U/V"字形的EGJ，从作者自己的病例来看，外科手术切除的浅表型腺癌（31例中从食管侧充分切除24例）中87.5%（21例）的EGJ为"U/V"字形〔大弯侧和小弯侧与病理组织学上的EGJ位置相差（14.4±5.3）mm〕，而EGJ几乎为水平线的仅为12.5%（3例）。Liebermann-Meffert等[20]将EGJ区域的肌层肥厚部称为胃食管环（gastroesophageal ring, GER），和**图2b**相同，小弯侧GER比大弯侧GER更靠近远端。

EGJ与肿瘤中心位置的关系，相邻Barrett黏膜的有无（作者自己病例的研究）

2008年8月—2016年10月，作者所在教研室诊断并外科切除了1834例上消化道腺癌。病理组织学上诊断交界部浅表型腺癌30例，临床诊断交界部腺癌而病理组织学诊断食管下段

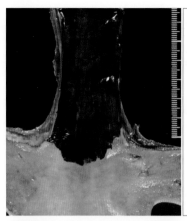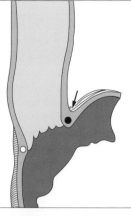

a | b

图2 EGJ 的形状

a 将 EGJ 从大弯侧切开，口侧为上，SCJ（≈ EGJ）呈 "U" 字形（中部原发食管鳞状上皮癌外科切除病例，碘染色后）。

b 从胃穹隆部向小弯侧倾斜与食管相连接的话，小弯侧 EGJ（○）位置低于大弯侧 EGJ（●）。箭头即贲门切迹（His 角）。

〔Lewin KJ, Appelman HD. Tumors of the Esophagus and Stomach（Atlas of Tumor Pathology, 3rd Series, Vol.18），American Registry of Pathology, Washington DC, 1996 より一部改变して作成〕

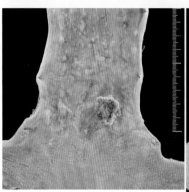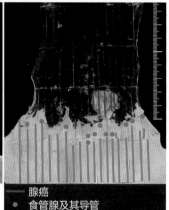

a | b

图3 食管下段腺癌（非 EGJ 区域）

碘染色前的标本（**a**）和碘染色后的标本（**b**）所见。SCJ 顶头上存在腺癌，临床诊断为交界部腺癌 E（Siewert 分类 Type Ⅱ）。病理组织学指标显示，EGJ 大致为 "V" 字形（**b**）。病理组织学的 EGJ 位于肿瘤中心 2cm 以上的远端，肿瘤的远端接续 Barrett 黏膜。病理组织学诊断为 Barrett 食管癌（Siewert 分类 Type Ⅰ）。

图例：
- 腺癌
- 食管腺及其导管
- 胃底腺黏膜（无化生及萎缩）

（非交界部）腺癌（**图3**）1 例（**表1**），共计 31 例，平均年龄 72.3 岁，男、女比 25∶6。组织学指标加上肉眼所见（His 角位置）、EGJ 形状（U/V 字形），可确定肿瘤中心的位置（胃或者食管）。作者将肿瘤中心在食管而且有 Barrett 黏膜相邻的腺癌称为 Barrett 食管癌。

交界部癌 30 例的详情见**表1**，肿瘤中心在食管侧的（EG）6 例（20%），肿瘤中心在胃侧的（GE/G）22 例（73.3%），肿瘤中心不能确认是胃或食管侧的（E=G）2 例（6.7%）。根据处理规约（**图1**）[6]，划分为 EG、E=G、GE、G，具体病例见**图4 ~ 图8**。肿瘤中心在食管或者说 EGJ 上的（EG/E=G）8 例中，和 Barrett 黏膜相邻的仅 2 例（25%），均与短段 Barrett 食管（short segment Barrett's esophagus，SSBE）相邻。肿瘤中心在胃侧的（GE/G）22 例中未见和 Barrett 黏膜相邻的。

在交界部癌中区别食管腺癌和胃贲门腺癌的必要性

有研究提出，食管腺癌和胃贲门腺癌在基因异常的频率、cytokeratin 表达的频率和模式方面是有差别的 [21-23]。但是这些研究病例没有研究肿瘤的发生来源，没有将两种腺癌各自的特点加以明确 [1, 16, 24]。因此，只能从腺癌周围的非肿瘤组织所见（推断的 EGJ 位置与肿瘤中心位置的关系）来判断交界部癌的发生来源（食管还是胃）[24]（**图3 ~ 图8**），食管腺癌如果与 Barrett 黏膜相邻则可能是 Barrett 食管癌 [15, 24]（**图3**）。作者自己诊断的交界部浅表型癌 30 例中

表1 交界部和食管下段腺癌的临床病理学特征

病理组织学的肿瘤位置	食管下段（非EGJ区域）(n=1)	EGJ区			
		EG (n=6)	E＝G (n=2)	GE (n=8)	G (n=14)
平均年龄 ±SD	77.0 岁	(66.8±6.9) 岁	68.5 岁	(74.0±10.6) 岁	(73.9±9.6) 岁
男:女	1:0	6:0	0:2	7:1	11:3
EGJ 形状（U/V 字形：水平）	1:0	6:0	2:0	8:0	11:3
长轴方向的平均肿瘤直径 ±SD	20.0mm	(20.8±5.4) mm	10.0mm	(31.6±8.9) mm	(18.6±7.7) mm
Barrett 黏膜相邻病例	1 (SSBE)	1 (SSBE)	1 (SSBE)	0	0
浸润深度					
M (non–MM)					3 (1, 0, 0)
M (MM)		2 (1, 0, 1)	1 (1, 0, 0)		2 (1, 0, 0)
SM ≤ 200μm			1 (0, 0, 0)	1 (0, 0, 0)	1 (1, 0, 0)
200μm < SM ≤ 500μm				2 (0, 0, 0)	
500μm < SM	1 (1, 1, 1)	4 (3, 1, 2)		5 (4, 0, 1)	8 (4, 3, 1)

食管下段腺癌的临床诊断限制在交界部癌。

EGJ：食管胃交界部，SSBE：短段巴雷特食管，EG、E＝G、GE、G 依据《食管癌处理规约》，non-MM：没有达到黏膜肌层的黏膜癌，MM：达到黏膜肌层的黏膜内癌。

浸润深度例数括号内的数字为：自左开始分别是低分化腺癌、侵袭脉管、淋巴结转移的例数。

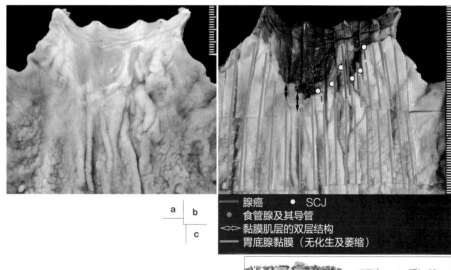

腺癌　　● SCJ
● 食管腺及其导管
⟺ 黏膜肌层的双层结构
胃底腺黏膜（无化生及萎缩）

图4 交界部癌 EG

a，b 碘染色前的标本。（**a**）和碘染色后的标本（**b**）。临床诊断为 Barrett 食管癌，但肿瘤边缘没有见到 Barrett 黏膜。虽然不能排除肿瘤将 Barrett 黏膜驱除的可能性，但目前仍然不能诊断 Barrett 食管癌。小弯侧及靠近前壁的柱状上皮区域内可见食管腺、食管腺导管、黏膜肌层的双层结构（**b**），即存在不与肿瘤相邻的 Barrett 黏膜（不足 1cm）。

c 非肿瘤相邻的 Barrett 黏膜的组织像（4 倍）。SMM：黏膜肌层浅层，DMM：黏膜肌层深层，D：食管腺导管。

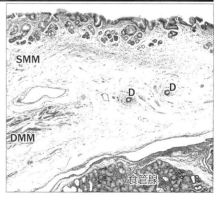

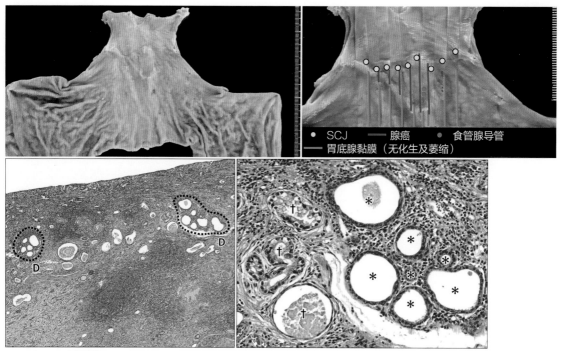

| | SCJ | ── | 腺癌 | | 食管腺导管 |
| ── 胃底腺黏膜（无化生及萎缩） | | | | | |

a	b
c	d

图5 交界部癌 EG

a，b 本例合并食管裂孔疝，从管状的食管开始向囊状的胃移行，周径变化的部位不明确（**a**）。临床诊断为交界部癌 EG。肿瘤的大部分在 SCJ 的远端，肿瘤内（靠近远端）可见食管腺导管（**b**）。

c，d SCJ 远端（肿瘤内）食管腺导管存在部位的组织像（**c**：4倍，**d**：10倍）。在黏膜下层浸润癌中，观察不要错过食管腺导管的存在。D 和 *：食管腺导管，†：癌腺管。

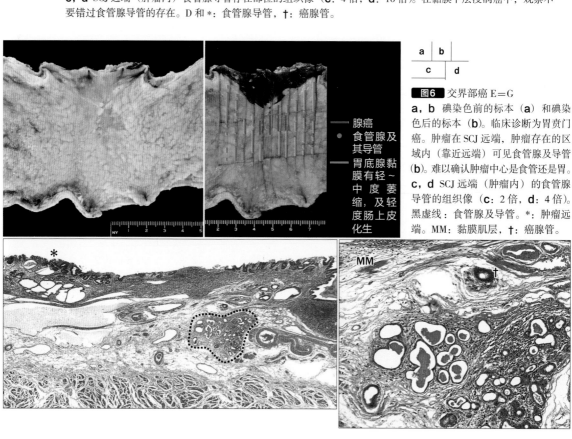

──	腺癌
食管腺及其导管	
──	胃底腺黏膜有轻～中度萎缩，及轻度肠上皮化生

a	b
c	d

图6 交界部癌 E＝G

a，b 碘染色前的标本（**a**）和碘染色后的标本（**b**）。临床诊断为胃贲门癌。肿瘤在 SCJ 远端，肿瘤存在的区域内（靠近远端）可见食管腺及导管（**b**）。难以确认肿瘤中心是食管还是胃。

c，d SCJ 远端（肿瘤内）的食管腺导管的组织像（**c**：2倍，**d**：4倍）。黑虚线：食管腺及导管。*：肿瘤远端。MM：黏膜肌层，†：癌腺管。

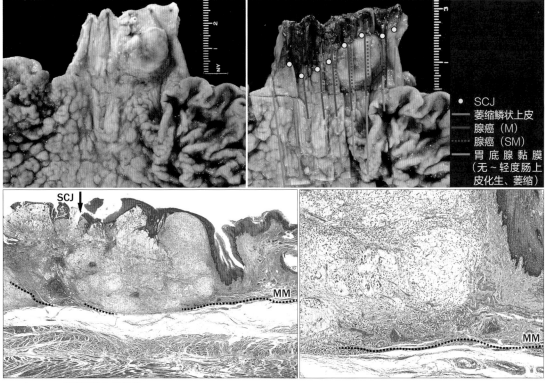

<table>
<tr><td>a</td><td>b</td></tr>
<tr><td>c</td><td>d</td></tr>
</table>

图7 交界部癌 GE

a，b 碘染色前的标本（**a**）和碘染色后的标本（**b**）。与 SCJ 相接形成高的隆起的肿瘤（**a**）。肉眼所见（周径变化的部位）虽然肿瘤中心在食管，但胃底腺存在于周径变化部位的近端（**b**）。从肿瘤与鳞状上皮及胃底腺位置的关系判断肿瘤的中心在胃侧。

c SCJ 部的组织像（放大像）。MM 虚线：黏膜肌层下缘。

d SCJ 近端的组织像（4 倍）。向食管方向浸润至黏膜固有肌层。

SCJ
萎缩鳞状上皮
腺癌（M）
腺癌（SM）
胃底腺黏膜（无～轻度肠上皮化生、萎缩）

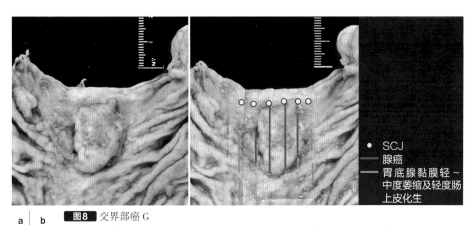

<table>
<tr><td>a</td><td>b</td></tr>
</table>

图8 交界部癌 G

a，b SCJ 接近水平，SCJ 远端看不到食管组织的病理学指标（**b**）。肿瘤的一部分与 SCJ 相接，没有看到鳞状上皮下的浸润。肿瘤中心存在于自 SCJ 开始 2cm 以内。

SCJ
腺癌
胃底腺黏膜轻～中度萎缩及轻度肠上皮化生

表2 交界部浅表型腺癌 GE 在食管的浸润层次

	在食管的浸润层次		
	仅达LPM	LPM>SM	SM>LPM
胃侧的浸润深度			
SM ≤ 200 μm	1		
200 μm < SM ≤ 500 μm	2		
500 μm < SM	2	2	1

LPM: 黏膜固有层, SM: 黏膜下层。

有6例是食管腺癌（其中至少2例Barrett食管癌），22例是胃贲门腺癌，剩下2例（6.7%）难以判定是食管腺癌还是胃贲门腺癌。比pT2（MP）更深的进展期癌则更难判定肿瘤的发生来源。

作者认为，有必要区别交界部癌是食管腺癌（Barrett食管癌，非Barrett食管癌）还是胃贲门腺癌。要确定癌的组织发生，就一定要明确癌发生的组织来源。AJCC第8版[4]、UICC第8版[5]将日本的处理规约中交界部癌E/EG/E=G/GE分类为食管癌，将交界部癌G分类为胃癌。即：不是将EGJ区域的癌看作肿瘤中心的位置（≈发生来源），而是按照有无向食管进展来判断（病期分类法）。按照这个病期分类法，"食管腺癌"与"向食管进展的胃贲门腺癌"就没有必要区别了，食管腺癌中的"Barrett食管癌"和"非Barrett食管癌"也没有必要区别了。

胃黏膜固有层里的淋巴管局限在黏膜肌层上方，而食管黏膜固有层里的淋巴管则形成丰富的网状结构[25, 26]。Barrett黏膜也有和正常食管黏膜（被覆鳞状上皮）相同的淋巴管密度[27, 28]。这种食管黏膜固有层丰富的淋巴管使得食管癌（与包括胃癌的其他消化道癌相比）在早期更容易发生淋巴结转移[4, 29]。有报告指出，食管黏膜内癌pT1a-MM的淋巴结转移率，在鳞状上皮癌中是12.2%[30]，在腺癌中是11.8%[31]，与组织类型无关，均较高。从作者的病例中也发现，交界部pT1a-MM腺癌EG/E=G（均有食管侧MM浸润）中的3例有1例发现淋巴结转移（**表1**）。

本次研究的交界部浅表型癌GE胃壁浸润深度和食管浸润层次的关系见**表2**。8例胃侧SM浸润癌中，5例仅有LPM（lamina propria mucosae）的食管壁浸润，3例为同时LPM和SM浸润，后3例中2例LPM浸润为主（**图7**）。胃贲门癌向食管浸润时，多数在早期（胃侧在SM massive之前）可见食管固有层的浸润。

AJCC第8版[4]、UICC第8版[5]将日本处理规约中交界部癌GE与交界部癌E/EG/E=G同样作为食管癌处理，将无食管浸润的交界部癌G作为胃癌处理。基于食管黏膜固有层有丰富的淋巴管、PT1a-MM癌的高淋巴结转移率，将交界部癌GE作为"早期可有食管黏膜固有层浸润的癌"来看，AJCC第8版[4]、UICC第8版[5]的病期分类还是有一定意义的。针对交界部癌GE是分类为食管还是胃是否有助于预后的判断，仍是今后研究的课题。

结语

针对癌组织学发生来源来讲，作者认为有必要区别食管胃交界部癌是Barrett食管癌、非Barrett食管来源的食管腺癌还是胃贲门腺癌。从病期分类的角度看，很多分类方法将向食管进展的交界部癌归类为食管癌，而不管是否有Barrett黏膜以及肿瘤中心的位置在何处[4, 5]。从病理学角度看，每个分类法都能解释通，最主要的是要将所看到的认真地描绘出来（**图3～图8**）。但是，目前针对进展期癌，病理组织学所见仍有局限性，有时不能判定出肿瘤的发生来源及肿瘤的主要部位。

参考文献

[1] 河内洋, 赤澤直樹, 川田研郎, 他. Barrett食管癌の病理学的の特徵—交界部腺癌, 噴門部胃腺癌との対比. 胃と腸 46: 1762-1776, 2011

[2] 日本食管学会（編）. 食管癌取扱い規約, 第11版. 金原出版, 2015

[3] 日本胃癌学会（編）. 胃癌取扱い規約, 第14版. 金原出版, 2010

[4] Cancer AJCo, Amin MB（eds）. AJCC cancer staging manual, 8th ed. Springer, Berlin, 2017

[5] Brierley JD, Gospodarowicz MK, Wittekind C, et al（eds）. TNM classification of malignant tumours. 8th edition. Wiley-Blackwell, Oxford, 2017

[6] Japan Esophageal Society. Japanese Classification of Esophageal Cancer, 11th Edition. Esophagus 14:37-65, 2017（DOI

10.1007s10388-016-0551-7）

[7] Siewert JR, Stein HJ. Carcinoma of the cardia：Carcinoma of the gastroesophageal junction-classification, pathology and extent of resection. Dis Esophagus 9：173-182, 1996

[8] 渡辺玄, 味岡洋一. Barrett食管の病理組織学的定義. 胃と腸 46：1750-1761, 2011

[9] 新井冨生, 松田陽子, 濱保英樹, 他. 食道胃交界部腺癌の病理学的特徴. 胃と腸 50：1109-1117, 2015

[10] Takubo K, Vieth M, Aryal K, et al. Islands of squamous epithelium and their surrounding mucosa in columnar-lined esophagus：a pathognomonic feature of Barrett's esophagus? Hum Pathol 36：269-274, 2005

[11] Tada T, Suzuki T, Iwafuchi M, et al. Adenocarcinoma arising in Barrett's esophagus after total gastrectomy. Am J Gastroenterol 85：1503-1506, 1990

[12] Takubo K, Sasajima K, Yamashita K, et al. Double muscularis mucosae in Barrett's esophagus. Hum Pathol 22：1158-1161, 1991

[13] Chandrasoma P, Makarewicz K, Wickramasinghe K, et al. A proposal for a new validated histological definition of the gastroesophageal junction. Hum Pathol 37：40-47, 2006

[14] 渡辺玄, 味岡洋一, 有賀諭生, 他. ヒトでのバレット食管形成機序. 日ヘリコバクター会誌 10：78-83, 2009

[15] 九嶋亮治, 山田真善, 谷口浩和, 他. Barrett食管癌の深達度の評価と転移リスク. 胃と腸 46：1777-1787, 2011

[16] 渡辺英伸, 田邊匡, 八木一芳, 他. 食道胃交界部癌の病理学的特徴―組織発生の面からBarrett食管癌と比較して. 胃と腸 36：634-650, 2001

[17] Watanabe G, Ajioka Y, Takeuchi M, et al. Intestinal metaplasia in Barrett's oesophagus may be an epiphenomenon rather than a preneoplastic condition, and CDX2-positive cardiac-type epithelium is associated with minute Barrett's tumour. Histopathology 66：201-214, 2015

[18] Lewin KJ, Appelman HD. Tumors of the Esophagus and Stomach（Atlas of Tumor Pathology, 3rd Series, Vol.18）, American Registry of Pathology, Washington DC, 1996

[19] Sato T, Kato Y, Matsuura M, et al. Significance of palisading longitudinal esophagus vessels：identification of the true esophagogastric junction has histopathological and oncological considerations. Dig Dis Sci 55：3095-3101, 2010

[20] Liebermann-Meffert D, Allgower M, Schmid P, et al. Muscular equivalent of the lower esophageal sphincter. Gastroenterology 76：31-38, 1979

[21] Taniere P, Martel-Planche G, Maurici D, et al. Molecular and clinical differences between adenocarcinomas of the esophagus and of the gastric cardia. Am J Pathol 158：33-40, 2001

[22] Taniere P, Borghi-Scoazec G, Saurin JC, et al. Cytokeratin expression in adenocarcinomas of the esophagogastric junction：a comparative study of adenocarcinomas of the distal esophagus and of the proximal stomach. Am J Surg Pathol 26：1213-1221, 2002

[23] van Dekken H, Geelen E, Dinjens WN, et al. Comparative genomic hybridization of cancer of the gastroesophageal junction：deletion of 14Q31-32.1 discriminates between esophageal（Barrett's）and gastric cardia adenocarcinomas. Cancer Res 59：748-752, 1999

[24] 田久保海誉, 相田順子, 櫻井うらら, 他. Barrett癌と胃噴門癌の組織学的鑑別. 臨外 68：400-404, 2013

[25] Mills SE. Histology for pathologists, 3rd ed. Lippincott Williams & Wilkins, Philadelphia, 2007

[26] Sakata K. Ueber die Lymphgefässe des：Oesophagus und über seine regionären Lymphdrüsen mit Berücksichtigung der Verbreitung des Carcinoms. Mitt Grenzgeb Med 11：634-656, 1903

[27] Hahn HP, Shahsafaei A, Odze RD. Vascular and lymphatic properties of the superficial and deep lamina propria in Barrett esophagus. Am J Surg Pathol 32：1454-1461, 2008

[28] Brundler MA, Harrison JA, de Saussure B, et al. Lymphatic vessel density in the neoplastic progression of Barrett's oesophagus to adenocarcinoma. J Clin Pathol 59：191-195, 2006

[29] Rice TW, Blackstone EH, Goldblum JR, et al. Superficial adenocarcinoma of the esophagus. J Thorac Cardiovasc Surg 122：1077-1090, 2001

[30] Kodama M, Kakegawa T. Treatment of superficial cancer of the esophagus：a summary of responses to a questionnaire on superficial cancer of the esophagus in Japan. Surgery 123：432-439, 1998

[31] Liu L, Hofstetter WL, Rashid A, et al. Significance of the depth of tumor invasion and lymph node metastasis in superficially invasive（T1）esophageal adenocarcinoma. Am J Surg Pathol 29：1079-1085, 2005

Summary

Significance of Distinguishing Barrett's Adenocarcinoma from Adenocarcinoma of Esophagogastric Junction
—from a Pathological Viewpoint

Gen Watanabe[1], Yoichi Ajioka, Takashi Kato, Alexey Annenkov, Riuko Ohashi, Pavel Korita, Kaori Watanabe, Yusuke Tani, Hideaki Sugino, Mutsumi Fukuda, Shuhei Kondo, Yoko Yokota

Adenocarcinoma of esophagogastric junction consists of esophageal（including Barrett's）adenocarcinoma and gastric cardia adenocarcinoma. It is crucial to distinguish between the esophageal and gastric cardia adenocarcinomas from a histogenetic perspective. We have to assume the origin of the tumor based on the tumor location, as the tumor itself has no reliable findings indicating the origin of the tumor. In this study, 6.7%（2/30）of superficial adenocarcinomas of the esophagogastric junction could not be classified into esophageal or gastric adenocarcinoma, so it is expected that the percentage of unclassified cases will increase with more advanced lesions. On the other hand, from the biological perspective on cancer microenvironment and lymph node metastasis, it is important to determine whether the cancer invades the esophagus rather than focusing on histogenesis. The essential point of classifying the junctional carcinoma is different depending on the investigating destination.

[1] Division of Molecular and Diagnostic Pathology, Niigata University, Graduate School of Medical and Dental Sciences, Niigata, Japan

是否有必要鉴别浅表型食管胃交界部癌与 Barrett 食管癌

——从临床的角度分析

前田 有纪[1]

平泽 大[2]

原田 喜博[1]

大平 哲也

山形 拓

铃木 宪次郎

小池 良树

岛田 奉广

钱冬梅　译

摘要●发生于 SSBE 基础上的 Barrett 食管癌多位于食管胃交界部，需要与贲门癌相鉴别。据报道，其病理组织学的差别不大，但致癌路径可能大不相同。Barrett 食管癌通常患病年龄相对年轻，多位于右侧。另外从多数同时合并食管裂孔疝、反流性食管炎且很少合并幽门螺旋杆菌 (*Hp*) 感染及萎缩性胃炎这一点来看，Barrett 食管癌与其他的食管胃交界部癌的疾病背景有着明显的异常。在相当程度上有可能在术前判断是否为 Barrett 食管癌，在胃镜检查时需要非常仔细地观察有无 Barrett 黏膜，这对判断食管胃交界部癌的来源是非常难重要的。

关键词　**Barrett 食管癌**　**食管胃交界部癌**　**贲门癌**

[1] 仙台市医疗センター仙台オープン病院消化器内科
　　〒983-0824仙台市宫城野区鹤ケ谷5丁目22-1
[2] 仙台厚生病院消化器内科

前言

在欧美国家，20 世纪 60 年代的食管癌大部分是鳞癌，而现在 Barrett 食管癌占到了大半并且还有增多的趋势[1, 2]。在日本，随着反流性食管炎的增加，Barrett 食管癌的报道也随之增加[3]。欧美的食管癌多为长段 Barrett 食管 (long segment Barrett's esophagus，LSBE)，而日本的短段 Barrett 食管 (short segment Barrett's esophagus，SSBE) 占多数，Barrett 食管癌也多来源于 SSBE[4, 5]。SSBE 来源的 Barrett 食管癌的病变中心多位于食管胃交界部2cm 以内的区域，相当于食管胃交界部癌的区域。

在食管胃交界部癌中，关于胃贲门癌及Barrrett 食管癌的异同是有争论的。有报道表明从病理组织学表现看并无明显差异[6, 7]。但也有报道提出，虽然 SSBE 的癌变风险低于 LSBE，但即使是 SSBE 其癌变风险也高于胃贲门黏膜癌[8, 9]。另外从胃酸分泌的角度分析，Barrett 食管癌多与胃酸分泌旺盛、胃黏膜萎缩少相关，而胃贲门癌通常与胃黏膜感染 *Hp* 导致萎缩相关，故推测二者的致癌途径可能存在差异[10, 11]。

再者是治疗原则的问题。Barreett 食管癌遵从的是食管癌的治疗指南，而贲门部胃癌遵从的的是胃癌的诊疗指南。在食管癌诊疗指南中规定Barrett 食管癌浸润深度不超过黏膜固有层 (lamina propria mucosae，LPM) 的分化型腺癌是内镜下治疗的适应证，而对深达黏膜肌层深层 (deep muscularis mucosae，DMM) 合并溃疡形成且为未分化型的扩大适应证的病例的研究是今后的研究课题[12]。在胃癌诊疗指南中规定小于3cm、伴有溃疡形成的分化型癌或2cm 以下的未

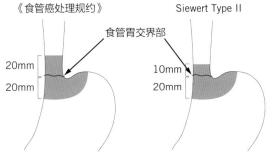

图1 食管胃交界部癌的定义

〔日本胃癌学会（编）. 胃癌取扱い规约，第 14 版. 金原出版，2010，日本食管学会（编）. 食管癌取扱い规约，第 11 版. 金原出版，2015 より作成〕

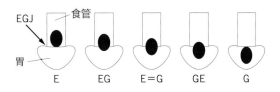

图2 食管胃交界部癌的亚型

EGJ：食管胃交界部。

〔日本食管学会（编）. 食管癌取扱い规约，第 11 版，2015 より転载〕

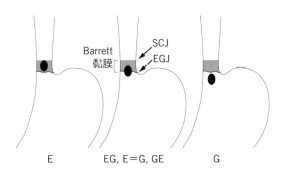

图3 Barrett 黏膜与病变的关系

SCJ：黏膜边界。

分化型癌是内镜治疗的适应证[13]。经内镜切除后的治愈判断标准也不尽相同，因此在确定后续治疗原则及追加治疗前需要鉴别 Barrett 食管癌及贲门部胃癌。

食管胃交界部的定义[14]

食管下段有括约肌，称为食管下括约肌 (lower esophageal sphincter，LES)，位于食管下端相当于食管胃交界部。受食管下括约肌的影响，黏膜下血管在 LES 的上下有细小的分支穿过黏膜肌层，在 LES 段走行于黏膜固有层内。走行于黏膜固有层内的血管呈栅状分布，内镜观察诊断时栅状血管的下端就是 LES 下端，相当于食管胃交界部。深吸气时使食管下段充分伸展，这时很容易在内镜下观察到栅状血管。

但是当合并有反流性食管炎及短段 Barrett 食管时较难观察到栅状血管。如果是在镇静状态下检查的话很难通过深呼吸使食管下段伸展开。当不能判断有无栅状血管时，可以将胃的纵行皱襞口侧端的终点认定为食管胃交界部。欧美国家通常将胃的纵行皱襞口侧端的终点认定为食管胃交界部，但在日本萎缩性胃炎高发，胃黏膜皱襞纤细，有些病例很难界定胃的纵行皱襞口侧端的终点。另外日本人 LSBE 的发生概率较低，在判断食管胃交界部时首选借助栅状血管判断。

食管胃交界部癌的定义

根据《食管癌处理规约》（第 11 版）中的西分型[15]"无论病理组织学类型，将癌肿的中心位于食管胃交界部 2cm 以内的癌定义为食管胃交界部癌"（**图 1**）。在欧美被广泛应用的 Siewert 分型中，将 II 型真正意义的贲门癌病变中心位于食管胃交界部距食管侧 1cm、胃侧 2cm 以内的腺癌定义为狭义的食管胃交界部癌（贲门癌）（**图 1**）。

本文讨论的重点是除鳞癌之外食管胃交界部 Barrett 腺癌与非 Barrett 腺癌包括贲门部腺癌的异同。

按照病变的部位将食管胃交界部的口侧定义为 E，肛侧缘定义为 G，将浸润范围分为 E、EG、E＝G、GE、G 等亚型[14]（**图 2**）。位于 E 位置的病变来源于食管（Barrett 食管癌或非 Barrett 食管癌），位于 G 位置的病变来源于胃（胃贲门癌，**图 3**）。如果病变仅仅位于 EG、E＝G、GE，则很难判断其来源（**图 3**）。

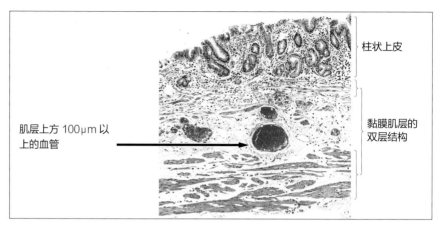

柱状上皮

肌层上方 100μm 以上的血管 →

黏膜肌层的双层结构

图4 Barrett 黏膜的病理组织

Barrett 食管癌的定义

将发生于 Barrett 食管的腺癌定义为 Barrett 食管癌[14]。Barrett 黏膜是指从胃延伸至食管的柱状上皮无论是否伴有肠上皮化生,具有 Barrett 黏膜的食管为 Barrett 食管。

在病理组织学诊断中具有以下其中之一者即可诊断 Barrett 食管。①柱状上皮下见固有食管腺或导管;②柱状上皮内有鳞状上皮岛;③柱状上皮下见黏膜肌层的双层结构[14]。另外柱状上皮下黏膜肌层正上方可见直径大于 100μm 的栅状血管可以作为诊断 Barrett 食管的参考条件[17](**图4**)。胃镜切除的病变标本如果在 E 部位肛侧缘可见前述任何一个表现,可以诊断来源于 Barrett 食管的 Barrett 食管癌。

在做胃镜检查时如能确认栅状血管的下缘在病变的肛侧缘(**图3**:E 部位),则可诊断 Barrett 食管。如果 Barrett 食管仅存在于病变的口侧缘或侧方(**图3**:EG、E=G、GE 部位),则不能确定是否为 Barrett 食管。在临床上通常认定病变主体位于 Barrett 食管一侧的为 Barrett 食管癌。病变主体存在于偏向食管胃交界部胃侧且周围无 Barrett 食管,则可诊断为胃贲门癌(**图3**:G 部位)。同时,不伴有 Barrett 黏膜的的食管腺癌,其病变母基有可能是 Barrett 黏膜完全被癌组织置换或者可能来源于食管贲门腺。

Barrett 食管癌与食管胃交界部癌的临床及病理组织学探讨

1. 对象与方法

以 2002—2014 年在作者所在科室经内镜治疗的 85 个食管胃交界部癌病变为研究对象,食管胃交界部癌的定义遵从食管癌处理规约[14],鳞癌除外。Barrett 食管癌的诊断遵从食管癌处理规约,即病理组织学改变上有以下任意一项表现的即可诊断 Barrett 食管癌。①柱状上皮下固有食管腺/腺导管;②柱状上皮内鳞状上皮岛;③柱状上皮下黏膜肌层的双层结构。病理组织学诊断不满足以上条件的如果在内镜下能确认栅状血管延续至病变的肛侧缘(或者胃纵行皱襞的口侧终点),则可作为 Barrett 食管癌纳入研究。病变周围存在 Barrett 黏膜,病变主体位于 Barrett 食管存在的一侧也可作为 Barrett 食管癌纳入研究(**图3**:EG 部位)。病理组织学表现或内镜表现有一方不符合诊断的均作为食管胃交界部癌。按照这样的诊断标准,共有 Barrett 食管癌 27 个病变、食管胃交界部癌 58 个病变。

反流性食管炎内镜表现按照洛杉矶分型评估,Grade M 以上者判定为胃食管反流病(gastroesophageal refluxdisease,GERD)。食管裂孔疝可在反转观察下评估,疝囊的大小按照内镜镜身直径判断,超过直径(约 1cm)2 倍以上的判断为存在裂孔疝。

表1 临床特征

	Barrett食管癌 (*n*=27)	食管胃交界部癌 (*n*=58)	*P*值
平均年龄	64.9 岁	71.7 岁	< 0.01
性别（男:女）	23:4	46:12	*n.s.*
平均 BMI	23.3	22.7	*n.s.*
栅状血管	85%	34%	< 0.001
反流性食管炎	59%	13%	< 0.001
食管裂孔疝	81%	43%	< 0.001
Hp 感染	44%	83%	< 0.01
PG 阳性	15%	92%	< 0.001
广泛型（open type）萎缩	19%	76%	< 0.001
残胃	3.7%	14%	*n.s.*
术前诊断			
Barrett 食管癌	93%	6.9%	*n.s.*
贲门部胃癌	7.4%	93%	*n.s.*

n.s.：无记录，BMI：体重指数，PG：胃蛋白酶。

有无 *Hp* 感染的诊断采用尿素呼气试验、内镜下检查或血清抗体检查法其中之一评价。如几种方法均检查，则只要其中一项有阳性结果即诊断为 *Hp* 阳性。胃黏膜的萎缩情况以血清 PG I / II 检测及内镜下木村·竹本分型判断。PG I / II 小于 3.0 同时满足 PG I 低于 70ng/mL 为 PG 阳性。内镜下评价萎缩程度时除残胃外以木村·竹本分型的广泛型为存在萎缩的标准。统计学讨论应用组间比较卡方检验或 Fisher 直接概率计算法，均值采用 T 检验法。无论哪种方法，均以双侧检验 $P < 0.05$ 为有统计学差异。

2. 结果

患病平均年龄方面，Barrett 食管癌为 64.9 岁，食管胃交界部癌为 71.7 岁，前者明显较年轻。二者均为男性占多数，平均体质指数（body mass index，BMI）无差异。反流性食管炎、食管裂孔疝在 Barrett 食管癌中发生率均较高。Barrett 食管癌在内镜下可观察到栅状血管者较多，但在食管胃交界部癌患者中也有 34% 可以观察到栅状血管。食管胃交界部癌的 *Hp* 阳性率为 83%，明显高于 Barrett 食管癌患者（44%），PG I / II 的阳性率及广泛型（open type）萎缩性胃炎的食

管胃交界部癌患者比例明显高于 Barrett 食管癌患者。虽然无统计学差异，但 14% 的食管胃交界部癌发生于幽门侧胃切除术后的残胃。93% 的 Barrett 食管癌在术前即获得 Barrett 食管癌的诊断，93% 的食管胃交界部癌术前诊断胃贲门癌（**表1**）。

肿瘤的平均直径方面，Barrett 食管癌为 20.0mm，食管胃交界部癌为 18.1mm。Barrett 食管癌 SM 浸润的例数更多但无统计学差异，淋巴管侵犯在 Barrett 食管癌中也更多见，二者主要的组织学分型基本为分化型腺癌。Barrett 食管癌多见于右侧壁，而食管胃交界部癌分布于全周的各个壁，无明显偏向性，二者的大体分型多为 0-IIc 型（**表2**）。

因浸润至 SM 500μm 以上而追加外科手术治疗的病例在 Barrett 食管癌占 11%，食管胃交界部癌占 10%。同时性多发癌或异时性多发癌发生于胃食管交界部以外的病例以食管胃交界部癌为多，具有统计学意义。5 年生存率方面，二者均良好，Barrett 食管癌为 91.5%，食管胃交界部癌为 95.6%（**图5**）。二者均无原发病致死病例，疾病特异性生存率为 100%（**图6**）。

表2 临床病理学特征

	Barrett食管癌 (n=27)	交界部癌 (n=58)	P值
平均肿瘤长径	20.0mm	18.1mm	n.s.
周边〔Ant：Rt(Less)：Post：Lt(Gre)〕	7：13：5：2	12：20：18：8	n.s.
主肉眼型 (0−Ⅰ：0−Ⅱa：0−Ⅱb：0−Ⅱc)	5：5：3：14	14：15：1：28	n.s.
浸润深度 (M：SM)	18：9	46：12	n.s.
脉管侵袭			
ly(+)	22%	3.4%	<0.05
v(+)	7.4%	3.4%	n.s.
组织类型 (分化型：未分化型)	26：1	56：2	n.s.
追加手术	11%	10%	n.s.
其他脏器癌 (除食管/胃外)	11%	14%	n.s.
异时性多发胃癌	3.7%	38%	<0.001
异时性多发食管癌			
腺癌	7.4%	0%	n.s.
鳞状上皮癌	0%	14%	n.s.

n.s.：无记录。

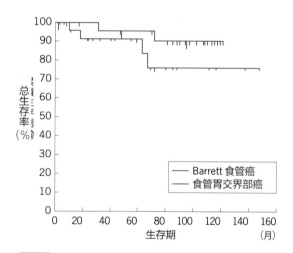

图5 总生存率（overall survival）

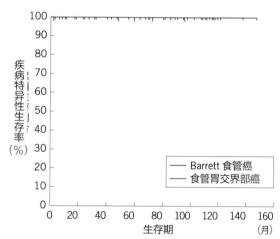

图6 疾病特异性生存率（cause specific survival）

病例

[病例1]（图7） Barrett 食管癌患者。

患者 60 岁左右，男性。白光内镜观察，食管胃交界部右侧壁有一 15mm 大小扁平隆起性病变伴有 5mm 大小的结节样隆起（0−Ⅱa+Ⅰ型），可见栅状血管延伸至病变肛侧缘，病变存在于 Barrett 食管内（**图7**）。窄谱光成像（narrow band imaging，NBI）放大观察，结节隆起部表面结构不清晰，可见扩张并走行不规则的血管。平坦隆起部的表面结构呈大小不等、形态不规则的乳头颗粒样－绒毛样结构，与周围黏膜的边界明显（**图7b**）。胃体黏膜可见规则排列的集合静脉（regular arrangement of collecting venules，RAC）呈非萎缩改变，伴有食管裂孔疝形成（**图7c**）。诊断病变深度为黏

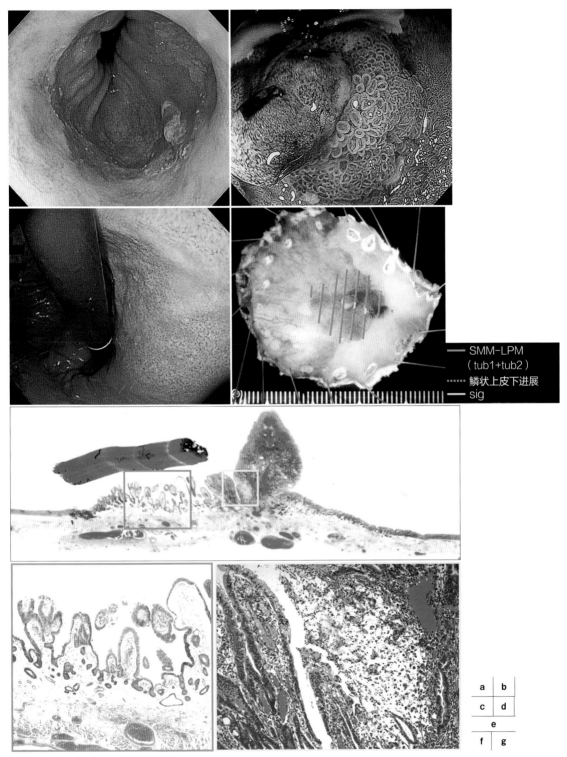

图7 [病例1]Barrett 食管癌患者

a 白光内镜观察。食管胃交界部右侧壁 0-Ⅱa+Ⅰ型病变。可见栅状血管延伸至病变肛侧缘，病变存在于 Barrett 食管内。

b 窄谱光成像（narrow band imaging，NBI）放大观察。结节隆起部位表面结构不清晰，可见扩张且走行不规则的血管。平坦隆起部的表面结构呈大小不等、形态不规则的乳头颗粒样 - 绒毛样结构，与周围黏膜的边界明显。

c 白光内镜观察。胃体黏膜呈非萎缩改变，伴有食管裂孔疝形成。

d 切除下来的新鲜标本与复原图。平坦隆起部的肛侧缘见鳞状上皮岛。

e ~ g 病理组织像。平坦隆起部高分化腺癌（蓝框内），结节隆起部部分为印戒细胞癌（黄框内），浸润深度 LPM。

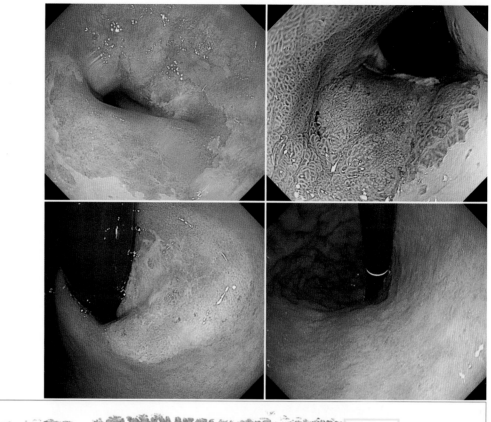

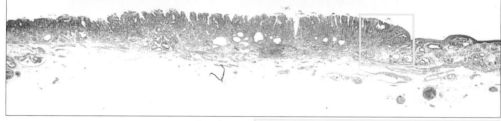

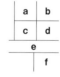

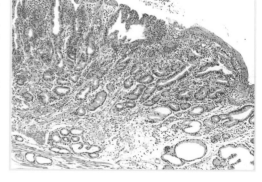

图8 [**病例2**]胃贲门癌患者

a 白光内镜观察。食管胃交界部前壁侧见褪色的0-Ⅱa型病变，未见明显的栅状血管。

b NBI低倍放大观察。病变部位黏膜表面结构比周围黏膜小而密集。

c 白光内镜观察。反转观察贲门部未见食管裂孔疝。

d 普通内镜观察。胃体部萎缩。

e，f 病理组织学图像。tub1型分化型腺癌，病变深度M，肿瘤口侧缘浸润至非肿瘤性的鳞状上皮下（黄框内）。

膜层（M层）的Barrett食管癌行ESD治疗，切除标本上在平坦隆起的肛侧见鳞状上皮岛（**图7d**）。平坦隆起部为高分化腺癌，结节隆起部有部分合并印戒细胞癌，病变深度LPM（**图7e~g**）。

[**病例2**]（**图8**）胃贲门癌患者。

患者80岁左右，男性。白光内镜观察食管胃交界部前壁侧见褪色的0-Ⅱa型病变（**图8a**），未见栅状血管（**图8a**）。NBI观察见病变边界清楚，病变部位黏膜与周围黏膜相比表面

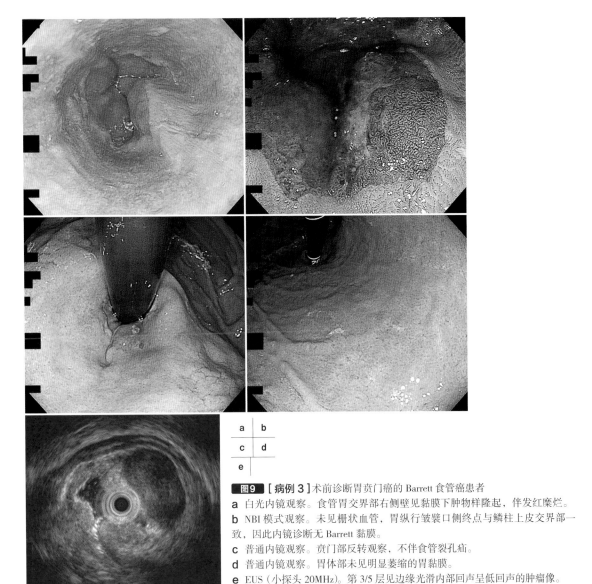

a	b
c	d
e	

图9 [**病例3**]术前诊断胃贲门癌的 Barrett 食管癌患者

a 白光内镜观察。食管胃交界部右侧壁见黏膜下肿物样隆起，伴发红糜烂。

b NBI 模式观察。未见栅状血管，胃纵行皱襞口侧终点与鳞柱上皮交界部一致，因此内镜诊断无 Barrett 黏膜。

c 普通内镜观察。贲门部反转观察，不伴食管裂孔疝。

d 普通内镜观察。胃体部未见明显萎缩的胃黏膜。

e EUS（小探头 20MHz）。第 3/5 层见边缘光滑内部回声呈低回声的肿瘤像。

结构小而密集（**图 8b**）。不伴有食管裂孔疝（**图 8c**），胃体黏膜萎缩，未见 RAC。诊断为 M 层的胃贲门癌行 ESD 切除病变。病理诊断 tub1 型分化型腺癌，肿瘤口侧缘进展至非肿瘤的鳞状上皮进展（**图 8e，f**）。未见提示 Barrett 黏膜的病理表现。

[病例 3]（**图 9**）术前诊断胃贲门癌的 Barrett 食管癌患者。

患者 50 岁左右，男性。白光内镜观察食管胃交界部右侧壁见黏膜下肿物样隆起

（submucosal tumor，SMT），隆起部顶端伴糜烂及发红凹陷（**图 9a**），未见栅状血管，胃纵行皱襞口侧终点与鳞柱上皮交界部一致，因此内镜诊断无 Barrett 黏膜（**图 9b**）。不伴食管裂孔疝（**图 9c**），胃体部未见明显萎缩的胃黏膜。

经超声内镜（EUS）检查在第 3/5 层见边缘光滑的内部回声均匀的低回声肿瘤，考虑隆起处 SMT 为平滑肌瘤（**图 9e**）所致。术前诊断伴发 SMT 的深度为 M 层的胃贲门癌，ESD 切除包括 SMT 在内的病变。病理组织学表现为深度 LPM

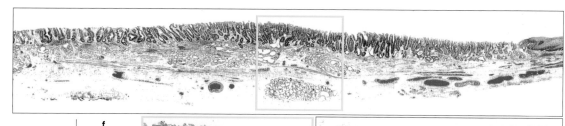

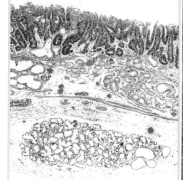

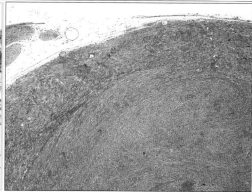

图9（续）

f, g 病理组织学图像：病变内直到肛侧缘见多处食管固有腺体（黄框内），诊断 Barrett 食管癌。

h SMT 部的病理组织图像：黏膜下肿瘤为平滑肌瘤。

的高分化腺癌，肿瘤的口侧缘尽管面积很小但生长至非肿瘤性的鳞状上皮下（**图9f, g**），食管固有腺一致延伸至病变肛侧缘，故诊断 Barrett 食管癌。SMT 为平滑肌瘤（**图9h**）。推测在胃镜检查时因食管胃交界部存在一个 SMT，深吸气也不能使食管下段充分伸展开，因此无法观察到栅状血管。

思考

　　起源于 SSBE 的 Barrett 食管癌多发生于食管胃交界部，需要与胃贲门癌相鉴别。食管癌诊断治疗指南中规定，对位于 LPM 的病理分型为分化型腺癌的 Barrett 食管癌是经内镜治疗的适应证，对于侵及 DMM 的伴有溃疡形成的未分化型癌作为内镜下治疗的扩大适应证尚待今后进一步研究[12]。而且，《食管癌处理规约》中并无针对 Barrett 食管癌 SM 浸润范围的规定（未分亚型）[14]。依据《胃癌处理规约》中的规定，胃贲门癌浸润至 SM $500\mu m$ 以内为 SM1，根据胃癌治疗指南，内镜治愈性切除的标准是 3cm 以下、分化型腺癌、浸润深度不超过 SM1[13, 16]。另外有报告表明，即使是 Barrett 食管癌，低分

化或 INFc 如果无淋巴管侵犯，浸润深度最大到 SM $500\mu m$，其淋巴结转移风险也是低的[18]。有很多报告基于这种状况，对 Barrett 食管癌的治疗参照胃癌诊疗指南判断内镜治疗适应证及治疗效果也得到了很好的结果[19, 20]。本篇对纳入研究的病例中 Barrett 食管癌超过 SM $200\mu m$、食管胃交界部癌超过 SM $500\mu m$ 者进行追加手术治疗，术后病理诊断均未见淋巴管侵犯也未见淋巴结转移。本次研究只是对少数病例的回顾性总结，今后对 Barrett 食管癌 SM 浸润病例的治疗是否可以参照胃贲门癌的标准尚需要更多的病例研究。

　　Barrett 食管癌的发病年龄轻，右侧多见。合并食管裂孔疝及反流性食管炎者多见，*Hp* 感染少，胃黏膜萎缩少见，与食管胃交界部癌的背景疾病有明显差异。进一步观察发现，异时性多发胃癌在 Barrett 食管明显少于食管胃交界部。但是二者均为男性多见，大体分型及组织学分型相似，预后也无显著差异。背景因素有明显差异，推测二者组织学发生不同，也不能否定生物学行为存在不同的可能性。同时大部分病例在术前能够明确诊断是 Barrett 食管癌还是胃贲门癌。因

此，在内镜检查时非常仔细地注意观察食管胃交界部有无 Barrett 黏膜、判断食管胃交界部癌的来源是非常重要的。

结语

在食管胃交界部癌中，Barrett 食管癌有明显异常的背景黏膜。对表浅的 Barrett 食管癌的内镜治疗能否与胃贲门癌同样对待，需要今后进行更多病例的探讨。

参考文献

[1] Blot WJ, McLaughlin JK. The changing epidemiology of esophageal cancer. Semin Oncol 26(Suppl 15):2-8, 1999
[2] Cook MB, Chow WH, Devesa SS. Oesophageal cancer incidence in the United States by race, sex, and histologic type, 1977-2005. Br J Cancer 101:855-859, 2009
[3] 幕内博康. 日本における Barrett 食管癌の現状と今後の展望. 日消誌 105:1299-1308, 2008
[4] 河野辰幸, 神津照雄, 大原秀一, 他. 日本人の Barrett 黏膜の頻度. Gastroenterol Endosc 47:951-961, 2005
[5] 郷田憲一, 小田一郎, 大前雅実, 他. Barrett 食管表在癌の内視鏡診断—多施設アンケート調査. Gastroenterol Endosc 55:919, 2013
[6] Bollschweiler E, Baldus SE, Schröder W, et al. High rate of lymph-node metastasis in submucosal esophageal squamous-cell carcinomas and adenocarcinomas. Endoscopy 38:149-156, 2006
[7] 幕内博康. 表在型 Barrett 食管腺癌の治療戦略と治療方法. 消化視鏡 26:508-514, 2014
[8] Menke-Pluymers MB, Hop WC, Dees J, et al. Risk factors for the development of an adenocarcinoma in columnar-lined(Barrett)esophagus. The Rotterdam Esophageal Tumor Study Group. Cancer 72:1155-1158, 1993
[9] Bronner MP. Barrett's esophagus. Odze RD, Goldblum JR, Crawford JM(eds). Surgical Pathology of the GI Tract, Liver, Biliary Tract, and Pancreas. Saunders, pp 128-138, 2004
[10] 佐藤千晃, 平澤大, 藤田直孝. SSBE由来の Barrett 腺癌の臨床病理学的検討—交界部胃癌との比較. 日消誌 106:A727, 2009
[11] 阿部靖彦, 大原秀一, 小池智幸, 他. 食道胃交界部癌の臨床病理学的特徴と病態—とくに Helicobacter pylori 感染と胃酸分泌の面からみた病態について. G. I. Res 18:24-30, 2010
[12] 日本食管学会(編). 食管癌診断·治療ガイドライン, 第3版. 金原出版, 2012
[13] 日本胃癌学会(編). 胃癌治療ガイドライン 医師用, 第4版. 金原出版, 2014
[14] 日本食管学会(編). 食管癌取扱い規約, 第11版. 金原出版, 2015
[15] 西満正, 加治佐隆, 阿久根務, 他. 噴門癌について—食道胃境界部癌の提唱. 外科診療 15:1328-1338, 1973
[16] 日本胃癌学会(編). 胃癌取扱い規約, 第14版. 金原出版, 2010
[17] Aida J, Vieth M, Ell C, et al. Palisade vessels as a new histologic marker of esophageal origin in ER specimens from columnar-lined esophagus. Am J Surg Pathol 35:1140-1145, 2011
[18] 相田順子, 石崎達郎, 石渡俊行, 他. 表在型 Barrett 食管癌の転移·再発危険因子. 胃と腸 51:1269-1282, 2016
[19] Imai K, Kakushima N, Tanaka M, et al. Validation of application of the Japanese curative criteria for superficial adenocarcinoma at the esophagogastric junction treated by endoscopic submucosal dissection:a long-term analysis. Surg Endosc 27:2436-2445, 2013
[20] 田中雅樹, 小野裕之, 滝沢耕平, 他. 食道胃交界部癌の内視鏡治療. 胃と腸 50:1153-1160, 2015

Summary

Is Differential Diagnosis of Barrett's Esophageal Adenocarcinoma and Gastric Cardia Cancer Necessary?

Yuki Maeda[1], Dai Hirasawa[2], Yoshihiro Harada[1], Tetsuya Ohira, Taku Yamagata, Kenjirou Suzuki, Yoshiki Koike, Yasuhiro Shimada

In most cases, Barrett's esophageal adenocarcinoma derived from SSBE (short-segment Barrett's esophagus) corresponds to carcinoma of the EGJ (esophagogastric junction). With carcinoma of EGJ, it is sometimes difficult to distinguish superficial Barrett's esophageal adenocarcinoma from gastric cardia cancer. Some studies have reported that there is little pathological difference between Barrett's esophageal adenocarcinoma and gastric cardia cancer. On the other hand, some articles have suggested a possible difference in the mechanism of carcinogenesis between Barrett's esophageal adenocarcinoma and gastric cardia cancer. In the present study, patients with Barrett's esophageal adenocarcinoma were younger and their lesions tended to be located on the right side of EGJ compared with those with gastric cardia cancer. In addition, the incidence of esophageal hiatal hernia and gastroesophageal reflux disease in these patients was greater, and there was less *H. pylori* infection and atrophy of the gastric mucosa. These characteristics of patients with Barrett's esophageal adenocarcinoma obviously differed from those with gastric cardia cancer. Endoscopic diagnosis of Barrett's esophageal adenocarcinoma is possible to a certain extent. It is thus important to carefully observe EGJ for evidence of carcinoma and evaluate the existence of Barrett's esophagus in the surrounding mucosa.

[1] Department of Gastroenterology, Sendai City Medical Center, Sendai, Japan
[2] Department of Gastroenterology, Sendai Kosei Hospital, Sendai, Japan

主题	浅表型食管胃交界部癌的治疗策略

食管胃交界部癌与 Barrett 食管癌是否需要鉴别
——从临床的角度分析

大隅 宽木[1]

藤崎 顺子

河内 洋[2]

大前 雅实[1]

清水 智树

由雄 敏之

石山 晃世志

平泽 俊明

土田 知宏

山本 智理子[2]

山本 赖正[1]

孙晓梅　译

摘要●背景：Siewert 分类 Type Ⅱ 型食管胃交界部 (EGJ) 癌中，胃贲门癌 (GCA) 和 Barrett 食管癌 (BEA) 混合存在，因此其内镜下黏膜下层剥离术 (ESD) 的适应证以及治愈切除上没有一定的标准。目的：明确解析 Siewert 分类 Type Ⅱ 型 EGJ 癌的 ESD 病例中 BEA 和 GCA 的临床病理学特征。对象·方法：以 2006—2014 年在作者所在医院行 ESD 治疗的 Siewert 分类 Type Ⅱ 型的 EGJ 癌 139 例 (其中 BEA 54 例，GCA 85 例) 为研究对象，比较分析了患者背景、内镜所见、内镜治疗效果等。结果：从平均年龄看，BEA 组年轻患者比例显著高。生活习惯病的影响因子、多重癌等方面两组没有统计学差异，GCA 组异时性多发癌的比例显著高。BEA 组肿瘤的长径较小。BEA 组肉眼分型多为隆起型，而 GCA 组凹陷型的比例较高。RAC、食管裂孔疝在 BEA 组发生率显著增高，肠上皮化生在 GCA 组发生率高。整块切除率、局部复发率以及合并症上两组没有显著差异，而在治愈切除率上 BEA 组比例较低。结论：Siewert 分类 Type Ⅱ 型 EGJ 癌中，BEA 组 *Hp* 阴性的年轻患者较多，Barrett 食管癌可能成为内镜治疗的非治愈因子。

■**关键词**　贲门癌　**Barrett 食管癌**　食管胃交界部癌　ESD

[1] がん研有明病院消化器内科　〒135-8550東京都江東区有明3丁目8-31
　　E-mail : hiroki.osumi@jfcr.or.jp
[2] 同　病理部

前言

食管黏膜上皮原本是复层鳞状上皮，由于慢性胃食管反流导致食管炎，在食管黏膜修复过程中，对消化液抵抗力较弱的鳞状上皮被抵抗力强的柱状上皮置换，这就是 Barrett 黏膜，在 Barrett 黏膜上发生的癌就是 Barrett 食管癌 (Barretts esophageal adenocarcinoma，BEA)[1]。

欧美从 30 年前开始，Barrett 食管 (Barretts esophagus，BE) 癌和食管胃交界部 (esophagogastric junction，EGJ) 癌的患者急剧增加。在日本，

Kusano[2] 报道了在全部胃癌中 EGJ 癌的比例，Siewert 分类中 Type Ⅱ 的比例均较 40 年前增加了。此外，针对胃十二指肠溃疡中幽门螺旋杆菌 (*Helicobacter pylori*，*Hp*) 的除菌治疗，使年轻人 *Hp* 感染率下降，慢性胃炎的变化，特别是肠上皮化生的减少，由此产生胃食管反流病 (gastroesophageal reflux disease，GERD) 的增加等，导致下部食管的 BE 发生率升高，从而可以推测，包括 BEA 在内的 EGJ 癌也会进一步增多[3, 4]。因此，在日本，最近对 BEA、EGJ 癌的关注也逐渐升温，这也是随着高分辨率内镜、放大内

镜、NBI (narrow band imaging)、各种色素内镜等诊断技术的提高，可以早期发现的 BEA 病例也增加的缘故。

在日本，EGJ 癌遵循西方的定义，是指"中心部在 EGJ 上下 2cm 内的癌"[5]。另一方面，在欧美应用的 Siewert 分类[6] 定义的 EGJ 癌是指癌肿的中心部在 EGJ 上下 5cm 之内。Siewert 分类[6] 中，把癌肿的中心部在 EGJ 的口侧 1~5cm 的病变分类为 TypeⅠ型，口侧 1cm ~ 肛侧 2cm 的病变分类为 TypeⅡ型，肛侧 2~5cm 的病变分类为 TypeⅢ型。

EGJ 癌包含了胃贲门癌 (gastric cardia adenocarcinorma, GCA) 和 Barrett 上皮 [特别是 SSBE (short segment Barretts esophagus)] 发生的食管下部腺癌，但是两者的病理学差别报道很少。而且，在日本人群中，有关 SSBE 癌的发生率及病理学特征以及 GCA 和 BEA 不同的报道就更少了[7, 8]。

在日本，认为 EGJ 癌中的鳞状上皮癌是起源于食管的，因此与食管鳞状上皮癌的治疗方针相同。但是食管腺癌，是与食管癌或胃癌哪一种的适应证一样，还是采用独自的治疗方法，目前没有定论。因此，作者此次通过总结 EGJ 癌的内镜下黏膜下层剥离术 (endoscopic submucosal dissection, ESD) 的治疗病例，比较研究了 GCA 与 BEA 的临床病理学特征。

对象和方法

以 2006—2014 年在作者所在医院行 ESD 治疗的 Siewert 分类 TypeⅡ型 EGJ 癌 139 例为研究对象，入选标准为 Siewert 分类 TypeⅡ型的 EGJ 癌 { 病变主体在 EGJ 口侧 1cm 至肛侧 2cm 之间，深度为未浸润黏膜下层深部 [T2 (MP) 以下除外] } 的病例。EGJ 的内镜下定义为胃黏膜皱襞的终末部位，内镜下食管下部走行的纵行血管的终末部[7-10]。BE 是指食管鳞状上皮被越过 EGJ 的腺上皮置换的状态，以下①~③中确认了任何一项，都可判断为口侧组织学 BE。①柱状上皮下的黏膜固有层或黏膜下层中存在食管导管和食

管腺体；②柱状上皮内残存扁平上皮；③柱状上皮下的黏膜肌层的双重化 (double layer of muscularis mucosa)[1]。

根据胃癌诊治原则[11]、食管癌诊治原则[1] 确定诊断 GCA、BEA，进行了内镜治疗。

GCA：被整块切除，直径在 2cm 以下，分化型癌，深度为 pT1a，HM0，VM0，ly (-)，v (-) 的肿瘤为绝对适应证，判定为治愈切除。被整块切除后，切除的标本有以下任何一种情况的，判定为扩大适应证的治愈切除。①超过 2cm，UL (-) 的分化型 pT1a；②3cm 以下，UL (+) 的分化型 pT1a；③2cm 以下，UL (-) 的未分化型 pT1a；④3cm 以下的分化型，深度 pT1b (SM1) (黏膜肌层以下 500μm 以内)。

BEA：食管壁浸润深度在黏膜层 (T1a) 中，黏膜上皮层 (EP)、LPM 病变，食管壁病变深度达黏膜肌层，或者只是浸润到黏膜下层浅层 (200μm 以内) 的病变判定为相对治愈切除。

比较项目包括：①患者背景 [年龄、性别、来源、BMI (body mass index)、有无生活习惯病、有无多重癌、有无异时性多发癌 (首次治疗 1 年后发现的癌)]；②内镜相关所见 [肿瘤长径、肉眼分型、组织分型、在胃体下部前壁可以确认集合小静脉规则排列 (regular arrangement of collecting venules，RAC) 的状态 (据报道，确认了 RAC 就可以确定没有感染 Hp，其敏感性 93.6%，特异性 96.2%[12]、肠上皮化生、食管裂孔疝]；③内镜治疗结果 (整块切除、局部复发率、手术操作时间、合并症、治愈切除率、非治愈因子、追加手术切除病例、淋巴结转移率)。

结果

1. 患者背景 (表 1)

男、女比例为男性 120 例 (86.3%)、女性 19 例 (13.7%)，BEA 组 54 例 55 个病变，GCA 组 85 例 87 个病变 (61.2%)，全部病变均按照 BEA 和 GCA 分类。ESD 时的平均年龄为 (69.2±9.8) 岁 [BEA：(64.1±11.1) 岁，GCA：(71.8±8) 岁]，BEA

表1 患者背景

	GCA (*n* = 85)	BEA (*n* = 54)	*P* 值
年龄 （平均值 ±SD）	(71.8±8) 岁	(64.1±11.1) 岁	<0.01
性别比 （男性：女性）	74：11	46：8	0.8
BMI	23.0 ± 3.2kg/m²	23.5 ± 3.3kg/m²	0.22
吸烟	51 (60.0%)	30 (55.6%)	0.72
饮酒	51 (60.0%)	37 (68.5%)	0.27
糖尿病	10 (11.8%)	4 (7.4%)	0.56
高血压	38 (44.7%)	18 (33.3%)	0.28
血脂异常	12 (14.1%)	8 (14.8%)	1
多重癌	21 (24.7%)	15 (27.8%)	0.69
食管癌 （SCC）	2 (2.4%)	2 (3.7%)	0.64
结肠癌	4 (4.7%)	3 (5.6%)	1
其他	15 (17.6%)	10 (18.5%)	1
异时性多发癌	23 (27.1%)	1 (1.9%)	<0.01

GCA：胃贲门癌，BEA：Barrett 食管癌，BMI：体质指数，SCC：鳞状细胞癌。

表2 内镜所见

	GCA（87病变）	BEA（55病变）	*P* 值
肿瘤长径 （平均值 ±SD）	(17.8±11.1) mm	(15.2±8.3) mm	0.02
肉眼分型			
(0-Ⅰ，0-Ⅱa：0-Ⅱb：0-Ⅱc)	16：1：70	29：3：23	<0.01
组织分型 （分化：未分化）	86：1	54：1	1

	GCA（*n* = 85）	BEA（*n* = 54）	*P* 值
RAC	4 (4.7%)	34 (63.0%)	<0.01
肠上皮化生	75 (88.2%)	10 (18.5%)	<0.01
食管裂孔疝	25 (29.4%)	38 (70.4%)	<0.01

RAC：集合小静脉规则排列。

组年龄显著偏年轻，有明显主诉者也偏多（27.7%），反流症状最多（14.8%）。生活习惯病的发病因子、多重癌等没有显著差异。异时性多发癌的发生率上 GCA 组显著增高（GCA 组 27.1% 和 BEA 组 1.9%，*P*<0.01）。

2. 内镜所见（表2）

　　BEA 组的肿瘤长径小（*P*=0.02），组织分型中分化型显著增多（98.6%），肉眼分型中 BEA 组以隆起型为主，GCA 组以凹陷型多。RAC、食管裂孔疝的发生率在 BEA 组显著增高，肠上皮化生在 GCA 组明显增高（*P*<0.01）。

3. 内镜治疗结果

1) 整块切除率、局部复发率、合并症（表3）

　　整块切除率、局部复发率、合并症在两组中没有显著差异，BEA 组的治愈切除率显著低（GCA 组 81.6%，BEA 组 61.8%，*P*=0.01），非治愈因子中病变浸润深度、脉管浸润有显著性差异，黏膜下层浸润距离中间值为 GCA 组 1486μm，BEA 组 935μm（*P*=0.14）。70% 的病例追加了外科切除，均未见淋巴结转移。

表3 内镜治疗结果

	GCA(87病变)	BEA(55病变)	P值
整块切除率	87 (100%)	55 (100%)	1
局部复发率	2 (2.3%)	0 (0%)	0.52
治疗时间（min）	125	106	0.04
合并症	2 (2.3%)	2 (3.6%)	0.64
治愈切除率	71 (81.6%)	34 (61.8%)	0.01
水平切缘（HM）阳性	3 (3.4%)	3 (5.5%)	0.67
垂直切缘（VM）阳性	7 (8.0%)	7 (12.7%)	0.39
深度＞SM2	7 (8.0%)	12 (21.8%)	0.02
黏膜下层浸润距离（中央值，μm）	1,486	935	0.14
淋巴管或静脉浸润	6 (6.9%)	18 (32.7%)	0.0001
30mm以上，UL阳性	4 (4.6%)	1 (1.8%)	0.64
黏膜下层浸润部组织分型为未分化型	5 (5.7%)	10 (18.2%)	0.02
	GCA(n=85)	BEA(n=54)	
追加外科切除	10 (62.5%)	16 (76.2%)	0.47
淋巴结转移率	0 (0)	0 (0)	1

表4 非治愈切除病例中不同深度的脉管浸润率

深度	GCA(16病变) ly, v(+)	BEA(20病变) ly, v(+)
M ~ SMM	0/2 (0%)	0/1 (0%)
DMM	—	5/7 (71.4%)
SM 200μm 以内	0/2 (0%)	0/1 (0%)
SM 201~500μm	1/6 (16.7%)	2/4 (50.0%)
SM 501μm 以上	3/6 (50.0%)	7/7（100%）

2）非治愈切除病例中病变深度及脉管浸润率
（表4）

ESD非治愈切除36例［GCA组16个病变（44.0%），BEA组20个病变（55.5%）］，GCA组中脉管浸润病例全部存在黏膜下层浸润癌，BEA组DMM病例7例中5例确认有脉管浸润。

病例

深度DMM中淋巴管浸润1例。

患者：80岁，男性。

主诉：剑突下梗阻感。

家族史：无。

嗜好：饮酒史，每周3~4次，每次日本酒200 mL左右，有饮酒后皮肤潮红情况，无吸烟史。

既往史：高血压、脂质代谢异常症、GERD。

现病史：20XX年1月末开始出现剑突下梗阻感，当地医院就诊，胃镜检查诊断GERD（洛杉矶分类 GradeB），活检病理回报高分化腺癌，为进一步诊治来作者所在医院。

胃镜所见（图1） 下段食管前壁连接SCJ（squamo columnar junction）的扁平隆起的发红病变，中心部浅凹陷，病变的肛侧可见栅状血管，还可见10mm左右的Barrett上皮（SSBE）和食管裂孔疝，由此确诊为SSBE发生的BEA，深度推测为T1a（M）。

治疗 充分与患者沟通及获得患者同意，入院第二天行ESD并整块切除，离开病变口侧和左右隆起部约5mm处标记，肛侧以食管下段的毛细血管网为记号做标记，行黏膜下层剥离，切除标本55mm×25mm。

病理组织学所见 adenocarcinoma (tub1)，M3，ly（＋）(D2-40)，v（－）(VBHE, CD31)，HM（－），VM（－），0-Ⅱc，17mm×11mm，可见

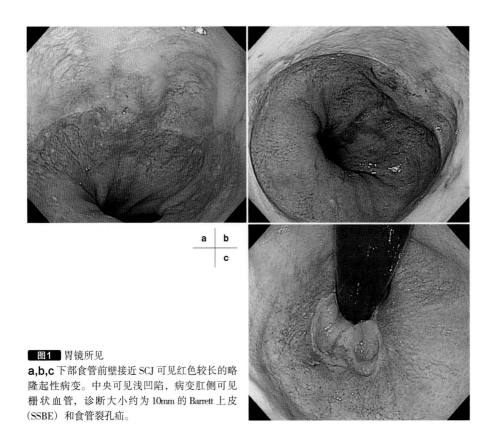

图1 胃镜所见

a,b,c 下部食管前壁接近 SCJ 可见红色较长的略隆起性病变。中央可见浅凹陷，病变肛侧可见栅状血管，诊断大小约为 10mm 的 Barrett 上皮（SSBE）和食管裂孔疝。

散在食管导管的扩张（最大直径 2mm），腺癌部分和柱状上皮黏膜下层可见食管腺体，因为柱状上皮下黏膜肌层可见双层构造，诊断为从 BE 发生的 BEA（**图2**）。

讨论

本研究针对 ESD 治疗的 Siewert 分类 Type Ⅱ 型 EGJ 癌中的 GCA 和 BEA，进行了临床病理学所见的对比研究。

Siewert 分类 Type Ⅱ 型的 EGJ 癌解剖学上位于贲门的位置，原则上区分 GCA 和 BEA 很困难。既往报道中 Nunobe[13] 等比较分析了 EGJ 癌 26 例中 GCA 和 BEA 的临床病理组织学特征，发现两者具有很多不同。在本研究中，有深度达黏膜下层的浸润癌的病例，有病理学上 BEA 的证据不足时内镜也可判定的病例，没有 GCA 与 BEA 分类困难的病例。与 GCA 比较，BEA 病例具有年轻、肿瘤长径短、隆起型病变较多的倾向。

内镜所见中，食管裂孔疝和 RAC 在 BEA 中发生率高，肠上皮化生在 GCA 中较多。与生活习惯相关的背景因素和多重癌在两组中没有明显差异，但是异时性多发癌在 GCA 中显著增多，BEA 的治愈切除率比 GCA 显著减低。非治愈切除的主要因素为脉管浸润和病变深度。

欧美报道 BEA 发生的主要因素为高 BMI（特别是 ≥ 30kg/m^2）[14]，在本研究中，BMI 在两组中没有显著性差异，均在正常范围。经合组织（Organisation for Economic Co-operation and Development，OECD）体重资料于 2015 年 [15] 被报道，BMI ≥ 30kg/m^2 的发生率在日本是 3.7%，比欧美报道的数值低很多，显示 BMI 对 BEA 的影响很小。另一方面，Fujiwara 等 [16] 报道，接受 ESD 患者中 GERD 的发生率增加了，可能因为随着 *Hp* 感染率的降低，胃酸分泌增加所导致

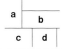

图2 病理组织学所见

可见散在食管导管扩张（最大径 2mm）。**a** 腺癌部和柱状上皮下黏膜下层可见食管腺，柱状上皮下黏膜肌层可见双层构造。**b,c** 为 HE 染色（**c** 图为 **b** 图蓝框内组织的高倍图），**d** 的 D2-40 利用免疫组织化学染色确认了淋巴管内癌浸润。

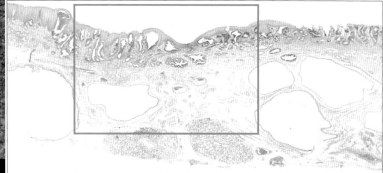

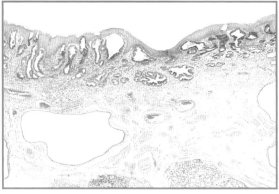

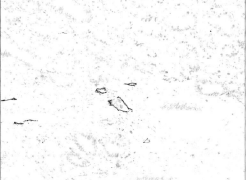

的；另外，*Hp* 阴性的年轻人，随着年龄增长胃酸分泌也增多了[17]。Schneider 和 Corley[18] 报道，GERD 增加促使 BE、BEA 发生率增加，目前认为这与日本 BEA 的发病有着很紧密的联系。

在本研究中，多重癌发生率在两组间没有统计学差异。但是，异时性多发癌的发生率在 BEA 中明显高于 GCA。Kato[19] 报道，早期胃癌 ESD 治愈切除后，定期胃镜检查发现，3.5%/ 年的患者发生异时性多发癌。Fukase[20] 报道，早期胃癌 ESD 后进行除菌治疗后，可以降低异时性多发癌的发生，但是 ESD 术后 3 年，异时性多发癌的发生率也是大约 3%，所以进行定期的内镜检查非常重要。本研究中多重癌、异时性多发癌在 BEA 中发生率低，但是欧美的 Andrid 等[21] 报道

的 11 篇论文（2580 例）的 Meta 分析中，探讨 BEA 和结直肠腺瘤、结直肠癌的关系时发现，BEA 是腺瘤、结直肠癌的共同的高危因子［腺瘤的比值比（oddsratio，OR）是 1.69，95% 信赖区间（confidence interval，CI）是 1.20～2.39，结直肠癌的 OR 为 1.90，95%CI 为 1.35～2.67］。今后，在日本结直肠癌的发病率也会随着饮食西化而逐渐增加，因此，发现结直肠癌的病例，进行胃镜检查时，要特别注意是否有 BEA 的存在。

有报道称，脉管浸润在 EGJ 癌中是淋巴结转移的危险因素。在本研究中，BEA 的脉管浸润率显著高于 GCA，但 SM 浸润距离的中央值方面 GCA 明显有较深的倾向，这可能与脉管和胃的脉管分布密度相关。Brundler[22] 报道，食管和

胃的脉管密度不同，作者所在医院的大前等[23]报道了BE的黏膜内脉管密度明显增高。本研究也显示，与GCA相比，BEA的黏膜内脉管浸润率（DMM例）明显增高。Abraham[24]报道了BEA患者黏膜内脉管浸润和淋巴结转移的关系，评价了食管黏膜各层浸润的30例食管腺癌与脉管浸润的关系，30例中5例确认了脉管浸润［黏膜浅层1/10（10%），黏膜深层2/12（17%），DMM2/3（67%）］，5例中有3例淋巴结转移，BEA与GCA不同，即使是黏膜内的病例，也有可能存在淋巴结转移的潜在风险。

本研究中，BEA的深度在SM2或更深的发生率较GCA高，可能与BEA和GCA的治愈切除标准的不同相关。胃癌诊疗规范中指出，深度达500μm以上为SM2，但是食管诊疗规范中，深度200μm以上为SM2。既往有关EGJ癌的内镜治疗的报道[25, 26]中，将SM2的定义统一为500μm时，与深度相关的治愈切除率在两组间无统计学差异［GCA 7/87（8.0%）和BEA 9/55（16.4%），$P=0.17$］。在欧洲，Manner等[27]报道了66例食管腺癌SM1（<500μm）的病例，实施ESD治疗的有效性、安全性以及远期疗效。其中淋巴结转移病例只有1人（1.9%，95% CI为0～4.8）。作者等[28]探讨了同时期所在医院外科切除的病例，其中18例Siewert分类Type II型的黏膜内癌和黏膜下层浸润癌，均未确认淋巴结转移（0/18）。有关本领域的内镜治疗治愈切除的标准，要对黏膜下层浸润型胃癌的外科切除病例中5年生存率（96.7%）[29]、食管癌手术时的围手术期死亡率[30-32]、不同深度病例的淋巴结转移率等因素进行综合分析，有必要对ESD治疗深度的临界值做统一的规范。

结语

Siewert分类Type II型EGJ癌，以不同病因的GCA、BEA两种疾病形式存在。与生活习惯相关的背景因子在两种疾病中并无统计学差异，但是BEA可能是EGJ癌ESD不能治愈性切除的影响因子。

参考文献

[1] 日本食管学会（编）. 食管癌取扱い规约, 第11版. 金原出版, 2015

[2] Kusano C, Gotoda T, Khor CJ, et al. Changing trends in the proportion of adenocarcinoma of the esophagogastric junction in a large tertiary referral center in Japan. J Gastroenterol Hepatol 23:1662-1665, 2008

[3] Drahos J, Xiao Q, Risch HA, et al. Age-specific risk factor profiles of adenocarcinomas of the esophagus: A pooled analysis from the international BEACON consortium. Int J Cancer 138:55-64, 2016

[4] Xie FJ, Zhang YP, Zheng QQ, et al. *Helicobacter pylori* infection and esophageal cancer risk: an updated meta-analysis. World J Gastroenterol 19:6098-6107, 2013

[5] 下田忠和. 食管癌の「取扱い规约」と「诊断·治疗のガイドライン」食管癌取扱い规约改訂第10版の要点—病理学の立場. 日臨 69（Suppl 6）:109-120, 2011

[6] Siewert JR, Stein HJ. Classification of adenocarcinoma of the oesophagogastric junction. Br J Surg 85:1457-1459, 1998

[7] Sharma P, Dent J, Armstrong D, et al. The development and validation of an endoscopic grading system for Barrett's esophagus: the Prague C and M criteria. Gastroenterology 131:1392-1399, 2006

[8] Chandrasoma P, Makarewicz K, Wickramasinghe K, et al. A proposal for a new validated histological definition of the gastroesophageal junction. Hum Pathol 37:40-47, 2006

[9] Hoshihara Y, Kogure T. What are longitudinal vessels? Endoscopic observation and clinical significance of longitudinal vessels in the lower esophagus. Esophagus 3:145-150, 2006

[10] Kusano C, Kaltenbach T, Shimazu T, et al. Can Western endoscopists identify the end of the lower esophageal palisade vessels as a landmark of esophagogastric junction? J Gastroenterol 44:842-846, 2009

[11] 日本胃癌学会（编）. 胃癌取扱い规约, 第14版. 金原出版, 2010

[12] Yagi K, Honda H, Yang JM, et al. Magnifying endoscopy in gastritis of the corpus. Endoscopy 37:660-666, 2005

[13] Nunobe S, Nakanishi Y, Taniguchi H, et al. Two distinct pathways of tumorigenesis of adenocarcinomas of the esophagogastric junction, related or unrelated to intestinal metaplasia. Pathol Int 57:315-321, 2007

[14] Thrift AP, Shaheen NJ, Gammon MD, et al. Obesity and risk of esophageal adenocarcinoma and Barrett's esophagus: a Mendelian randomization study. J Natl Cancer Inst 106: pii: dju252. doi:10.1093/jnci/dju252, 2014

[15] Organisation for Economic Co-operation and Development. OECD Health Statistics 2016. http://www.oecd.org/els/health-systems/health-data.htm（accessed December 7, 2016）

[16] Fujiwara Y, Arakawa T. Epidemiology and clinical characteristics of GERD in the Japanese population. J. Gastroenterol 44:518-534, 2009

[17] Iijima K, Koike T, Abe Y, et al. Time series analysis of gastric acid secretion over a 20-year period in normal Japanese men. J Gastroenterol 50:853-861, 2015

[18] Schneider JL, Corley DA. A review of the epidemiology of Barrett's oesophagus and oesophageal adenocarcinoma. Best Pract Res Clin Gastroenterol 29:29-39, 2015

[19] Kato M, Nishida T, Yamamoto K, et al. Scheduled endoscopic surveillance controls secondary cancer after curative endoscopic resection for early gastric cancer: a multicentre retrospective cohort study by Osaka University ESD study group. Gut

62:1425-1432, 2013

[20] Fukase K, Kato M, Kikuchi S, et al. Effect of eradication of *Helicobacter pylori* on incidence of metachronous gastric carcinoma after endoscopic resection of early gastric cancer: an open-label, randomized controlled trial. Lancet 372:392-397, 2008

[21] Andrici J, Tio M, Cox MR, et al. Meta-analysis: Barrett's oesophagus and the risk of colonic tumours. Aliment Pharmacol Ther 37:401-410, 2013

[22] Brundler MA, Harrison JA, de Saussure B, et al. Lymphatic vessel density in the neoplastic progression of Barrett's oesophagus to adenocarcinoma. J Clin Pathol 59:191-195, 2006

[23] 大前雅実, 藤崎順子, 清水智樹, 他. 食道胃交界部領域の脈管密度. Gastroenterol Endosc 57(Suppl.1):609, 2015

[24] Abraham SC, Krasinskas AM, Correa AM, et al. Duplication of the muscularis mucosae in Barrett esophagus: an underrecognized feature and its implication for staging of adenocarcinoma. Am J Surg Pathol 31:1719-1725, 2007

[25] Omae M, Fujisaki J, Horiuchi Y, et al. Safety, efficacy, and long-term outcomes for endoscopic submucosal dissection of early esophagogastric junction cancer. Gastric Cancer 16:147-154, 2013

[26] Hoteya S, Matsui A, Iizuka T, et al. Comparison of the clinicopathological characteristics and results of endoscopic submucosal dissection for esophagogastric junction and non-junctional cancers. Digestion 87:29-33, 2013

[27] Manner H, Pech O, Heldmann Y, et al. Efficacy, safety, and long-term results of endoscopic treatment for early stage adenocarcinoma of the esophagus with low-risk sm1 invasion. Clin Gastroenterol Hepatol 11:630-635, 2013

[28] Osumi H, Fujisaki J, Omae M, et al. Meta-analysis of lymph node metastasis in Siewert type I and II T1 adenocarcinomas. World J Meta-Anal 4:118-123, 2016

[29] 笹子三津留, 木下平, 丸山圭一. 早期胃癌の予後. 胃と腸 28:139-146, 1983

[30] Siewert JR, Feith M, Werner M, et al. Adenocarcinoma of the esophagogastric junction: results of surgical therapy based on anatomical topographic classification in 1,002 consecutive patients. Ann Surg 232:353-361, 2000

[31] Lee L, Ronellenfitsch U, Hofstetter WL, et al. Predicting lymph node metastases in early esophageal adenocarcinoma using a simple scoring system. J Am Coll Surg 217:191-199, 2013

[32] Yamashita H, Katai H, Morita S, et al. Optimal extent of lymph node dissection for Siewert type II esophagogastric junction carcinoma. Ann Surg 254:274-280, 2011

Summary

Comparisons of Background Factors and Clinical Outcomes of Endoscopic Submucosal Dissection between Gastric Cardiac Adenocarcinoma and Barrett's Esophageal Adenocarcinoma in Siewert Type II Pathological T1 Adenocarcinomas

Hiroki Osumi[1], Junko Fujisaki,
Hiroshi Kawachi[2], Masami Omae[1],
Tomoki Shimizu, Toshiyuki Yoshio,
Akiyoshi Ishiyama, Toshiaki Hirasawa,
Tomohiro Tsuchida, Noriko Yamamoto[2],
Yorimasa Yamamoto[1]

Background: In esophagogastric junction adenocarcinoma, both GCA (gastric cardiac adenocarcinoma) and BEA (Barrett's esophageal adenocarcinoma) originated in short-segment Barrett's esophagus are included. This study aimed to compare background factors and clinical outcomes of ESD (endoscopic submucosal dissection) between GCA and BEA.

Materials and Methods: We enrolled 139 patients who underwent ESD between 2006 and 2014 at the cancer institute hospital. We compared background factors, endoscopic features, and clinical outcomes of endoscopy between 54 (38.9%) patients with BEA and 85 (61.1%) patients with GCA.

Results: The curative resection rate of GCA was higher than that of BEA. There were no significant differences in background factors between the two groups. The risk factor for non-curative resection, lymphovascular invasion, and depth of invasion was higher in the BEA group than in the GCA group.

Conclusion: Although there were no significant differences in background factors, BEA was found to be a risk factor for the non-curative resection of ESD.

[1] Departments of Gastroenterology, Cancer Institute Hospital, Japanese Foundation for Cancer Research, Tokyo
[2] Departments of Pathology, Cancer Institute Hospital, Japanese Foundation for Cancer Research, Tokyo

主题 浅表型食管胃交界部癌的治疗策略

食管胃交界部腺癌的淋巴结转移率及特征
——多机构共同研究的结果

高桥 宏明[1]

石原 立[2]

小平 纯一[1]

桧森 里奈子

立花 靖大

大桥 广和

冈原 聪

工平 美和子

菅原 伸明

松本 岳士

大内 知之[3]

武内 利直

细川 正夫[4]

小山 恒男[5]

赵晶 译

摘要●因为食管胃交界部的淋巴结转移率及特征目前还不十分明确，因此对该部位内镜下切除是否为治愈性切除也难以做出明确判断。特别是对SM1浸润的判断，是按照食管癌的标准，还是按照胃癌的标准，是目前的研究课题。我们针对食管腺癌的转移风险进行了多机构研究，从本次的研究结果中仅将食管胃交界部腺癌的部分数据抽取出来进行了分析。行外科手术切除或内镜下切除的黏膜内癌、黏膜下层癌病例共385例，其中有54例确认有转移，其中诊断为黏膜肌层深层浸润癌中有转移的病例占6.9%(6/87)，浸润深度局限在SM 500μm以内的癌中有转移的病例占3.9%(2/51)，病变直径在30mm以下，没有脉管浸润、黏膜肌层深层以下浸润癌中没有低分化腺癌成分者没有发现转移。根据以上研究结果显示：食管胃交界部腺癌的SM1定义在500μm以内较为妥当。

关键词 食管胃交界部腺癌 转移 风险因子 SM1 内镜下切除

[1] 惠佑会第2病院消化器内科　〒003-0027 札幌市白石区本通13丁目北7番1号
[2] 大阪国际がんセンター消化管内科
[3] 惠佑会札幌病院病理诊断科
[4] 同 消化器外科
[5] 佐久综合病院佐久医疗センター内视镜内科

前言

在食管癌处理规约[1]中，将食管胃交界部（esophagogastric junction，EGJ）上下2cm以内称为EGJ区域。在这个部位发生的交界部腺癌分为以Hp感染胃炎为背景、胃为主要发生部位的癌和以胃食管反流为背景、食管为主要发生部位的癌[2]。后者以胃食管反流为背景的交界部腺癌，Hp感染率低，饮食习惯具有欧美化倾向，这部分病例预计今后会有所增多。

交界部腺癌的外科手术治疗病例切除范围以食管下段及贲门侧胃切除较为多见，术后因消化液反流等出现生活质量（quality of life，QOL）

低下也是个问题。一方面，内镜下切除，因其创伤小、术后QOL较好等原因，适用于多数的食管胃交界部腺癌。对于内镜下切除后治愈性的判定，病灶局限在胃内的按照胃癌的标准进行判断，但伴随有食管侵犯的病例到目前还没有治愈性判定这方面的数据。因此，作者等为了研究伴有食管侵犯的腺癌的转移风险，在日本国内13家共同研究机构（Japan Esophagogastric Junctional and Esophageal Adenocarcinoma study group，EAST group）进行了共同研究。在这个研究中，不仅交界部腺癌，还包括非交界部食管腺癌的全部数据被收集起来。全部食管腺癌数据分析[3]显示，病变直径、脉管浸润、黏膜肌层深层（deep muscularis mucosae，DMM）以下有低分化癌成分是独立的转移风险因素已经明确[3]。本文是将这部分数据中有食管侵犯的交界部腺癌抽取出来，进行"只有食管胃交界部腺癌的分析"。本文中的食管胃交界部区域的定义是以食管癌处理规约为标准，指 EGJ 口侧 2cm、肛侧 2cm 以内的范围。

对象和方法

1. 对象

2000 年 1 月—2014 年 10 月在日本 13 个机构中（表1），行外科手术切除或内镜下切除的病例中，符合以下条件者作为研究对象。

1）入组标准

①组织学诊断为腺癌；②组织学诊断为黏膜内癌或黏膜下层癌；③食管为主要病变部位的交界部癌或胃为主要病变部位有食管浸润的交界部癌。

2）排除标准

①外科切除前行化疗或放疗者；②内镜下切除前行化疗或放疗者；③胃内癌组织较食管内癌组织的浸润更深，且浸润深度超过 SM 500 μm以上者；④过去 5 年内因其他脏器癌症接受过治疗者。

2. 病理诊断

切除标本的处理、浸润深度、浸润方式的诊断，原则上均按照食管癌处理规约[1]标准进行。如果能看到黏膜肌层双层结构，癌浸润深度不超过黏膜肌层浅层者记录为 SMM（superficial muscularis mucosae），超过黏膜肌层浅层，没有达到黏膜肌层深层者记录为黏膜固有层（lamina propria mucosae，LPM），浸润至黏膜肌层深层者记录为 DMM。如果不能看到黏膜肌层双层结构，癌没有浸润至黏膜肌层者记录为 LPM，浸润至黏膜肌层者记录为 DMM。

黏膜下层的浸润距离，是测量从黏膜肌层下端至黏膜下层浸润部分的下端之间的距离。黏膜肌层出现消失的情况时，将残存的黏膜肌层用直线连接作为假想的黏膜肌层进行测量。低分化腺癌成分方面，在 DMM 或黏膜下层组织中看到有低分化腺癌成分即定义为阳性。DMM 更深浸润癌时要评价浸润形式及低分化腺癌成分的有无。病理组织学诊断基本上委托各中心进行诊断，转移阳性、脉管浸润阴性、黏膜下层浸润距离不超过 2000 μm 者，由消化科病理专家进行评价。

3. 转移的定义

以下情况定义为转移阳性。

①外科切除标本中确认有转移；②外科切除或内镜下切除术后随访观察中确认有转移。

以下情况定义为转移阴性。

①外科切除病例，切除标本中没有发现转移，切除后随访观察中也没有发现转移；②内镜下切除病例，切除后随访5年以上没有发现转移。

4. 统计分析

连续变量及分组变量的分析，分别采用Mann–Whitney U 检验及 Yates χ^2 检验。P 值小于 0.05 具有统计学意义。

结果

1. 研究对象的特征

在过去5年内没有其他脏器癌病史，外科手术切除或内镜下切除的食管腺癌中，黏膜内癌或黏膜下层癌病例共计516例。其中有多发癌病灶的病例4例，作为浸润深度较深病例进行分析。131例因以下理由被排除，385例作为统计分析对象。①外科切除前行化疗或放疗者4例；②胃内癌病灶浸润深度超过食管浸润深度，且浸润深度超过 SM 500μm者4例；③内镜下切除随访5年后转移情况不明者31例；④病理所见不详者4例；⑤内镜下切除后5年以内因其他疾病死亡者15例；⑥交界部区域口侧存在病灶者73例。

在作为分析对象的385例中，内镜下切除病例有220例，外科切除病例165例。内镜下切除的方法中 ESD（endoscopic submucosal dissection）185例，EMR（endoscopic mucosal resection）35例。外科切除方法中下端食管联合贲门侧胃切除术94例，全胃切除术30例，食管次全切除术24例，贲门侧胃切除术6例，其他手术方式或术式不明者11例。年龄中位数（年龄范围）为65岁（27～89岁），性别中男性346例，女性39例，肉眼类型中0-Ⅰ型84例，0-Ⅰ+Ⅱc型11例，0-Ⅱa型135例，0-Ⅱa+Ⅱc型16例，0-Ⅱb型17例，0-Ⅱb+Ⅱa型1例，0-Ⅱc型114例，0-Ⅱc+Ⅱa型5例，0-Ⅲ型1例，2型1例，浸润深度为

SMM 者42例，LPM 者41例，DMM 者87例，SM 1～200μm者27例，SM 201～500μm者24例，SM >501μm者164例。

2. 转移及其风险因子

385例中54例（14.0%）发现有转移，其中14例是在治疗后随访观察中发现转移，发现转移的时间中位数（范围）为12个月（5～44个月）。初次转移部位为淋巴结48例，淋巴结及肺、骨转移1例，肝转移2例，骨转移1例，肺转移1例，腹膜转移1例。如表2所示，EAST group 在食管腺癌全体分析中认为，作为独立转移风险因子的病变直径、脉管侵袭，黏膜肌层深层或更深有低分化腺癌成分与转移的有无有统计学相关。

3. 不同浸润深度的转移率

浸润深度不同者其转移率（表3）中，SMM癌及LPM癌未发现有转移。另一方面，DMM癌中87例中6例发现有转移，而无脉管侵袭及黏膜肌层深层更深无低分化腺癌成分者，均未发现转移。

其次，SM 浸润距离不同者其转移率的差别（表3、表4），SM 200μm以内者转移率为0%，SM 201～500μm者转移率为8.3%，超过SM 500μm者且SM 小于1000μm者转移率为22.5%。SM 超过1001μm者转移率高达29.8%。病变直径在30mm以下，无脉管侵袭及黏膜肌层深层更深无低分化腺癌成分的病变，浸润距离在SM 500μm以内者的转移率为0，而浸润距离在SM 501μm以上者转移率升高至9.7%。浸润距离在SM 1000μm以下病例中转移者如表5所示。

4. 与非交界部食管腺癌的比较

EGJ 上方2cm以上的口侧存在食管腺癌的非交界部食管腺癌，其转移率和各种因子与交界部腺癌进行比较，结果见表6。交界部腺癌与非交界部食管腺癌比较，在浸润深度方面完全没有差别，在转移的风险因子中，病变直径更小，有统计学意义，DMM 更深有低分化腺癌成分的病例比例也更低，有统计学意义。这些结果说明，交界部腺癌与非交界部食管腺癌比

表2 转移风险因子

	转移(+) (n=54)	转移(-) (n=331)	P值
年龄（岁）			0.956
中位值	64	65	
范围	40~85	27~89	
性别			0.338
男性	51	295	
女性	3	36	
肿瘤直径（mm）			< 0.001
中位值	27	19	
范围	2~88	0.5~110	
浸润深度			< 0.001
SMM	0	42	
LPM	0	41	
DMM	6	81	
SM 1~200μm	0	27	
SM 201~500μm	2	22	
SM 501μm 以上	46	118	
SM 浸润距离（μm）			< 0.001
中位值	2 000	900	
范围	300~10 000	50~10 125	
脉管侵袭			< 0.001
阳性	41	74	
阴性	13	257	
低分化腺癌成分 *			< 0.001
阳性	31	50	
阴性	23	198	

SMM：黏膜肌层浅层，LPM：黏膜固有层，DMM：黏膜肌层深层，SM：黏膜下层，*：仅探讨 DMM 更深浸润癌。

表3 浸润深度、脉管侵袭、有无低分化腺癌成分与转移率的关系

	脉管侵袭(-)且低分化腺癌成分(-)		脉管侵袭(+) 或低分化腺癌成分(+)
	≤30mm	>30mm	
SMM	0（0/38 病灶）	0（0/3 病灶）	0（0/1 病灶）
LPM	0（0/35 病灶）	0（0/4 病灶）	0（0/2 病灶）
DMM	0（0/71 病灶）	0（0/4 病灶）	50.0%（6/12 病灶）
SM 1~500μm	0（0/28 病灶）	11.1%（1/9 病灶）	7.1%（1/14 病灶）
SM 501μm 以上	9.7%（3/31 病灶）	23.5%（4/17 病灶）	33.6%（39/116 病灶）

SMM：黏膜肌层浅层，LPM：黏膜固有层，DMM：黏膜肌层深层，SM：黏膜下层。

表4 黏膜下层浸润距离与转移率的关系

	全部病灶（$n=215$）	没有危险因子的病灶（$n=59$）
SM 1～200μm	0（0/27 病灶）	0（0/17 病灶）
SM 201～500μm	8.3%（2/24 病灶）	0（0/11 病灶）
SM 501～1000μm	22.5%（9/40 病灶）	8.3%（1/12 病灶）
SM 1001μm 以上	29.8%（37/124 病灶）	10.5%（2/19 病灶）

SM：黏膜下层。

表5 SM 浸润距离 1000μm 以下有转移的病例

年龄(岁)	性别	肉眼型	浸润深度	肿瘤直径(mm)	ly	v	低分化腺癌成分	转移部位
57	男	0–Ⅱc	DMM	16	1	1	无	淋巴结
57	男	0–Ⅱa	DMM	24	1	0	无	淋巴结
59	男	0–Ⅱa	DMM	2	0	0	有	淋巴结
73	男	0–Ⅱa	DMM	15	1	0	无	淋巴结
72	男	0–Ⅱa	DMM	23	1	0	无	淋巴结
70	男	0–Ⅱa	DMM	37	1	1	无	淋巴结
65	男	0–Ⅰ	SM 300	45	1	1	无	淋巴结
60	男	0–Ⅱa	SM 350	56	0	0	无	淋巴结、肺、骨
70	男	0–Ⅰ	SM 700	37	0	0	无	腹膜
77	女	0–Ⅱc	SM 800	13	1	0	有	淋巴结
64	男	0–Ⅱc	SM 800	44	1	0	有	淋巴结
72	男	0–Ⅱc	SM 820	42	1	0	有	淋巴结
85	男	0–Ⅰ	SM 1000	18	0	0	有	淋巴结
71	男	0–Ⅰ	SM 1000	19	1	1	有	淋巴结
76	男	0–Ⅰ	SM 1000	25	0	0	无	淋巴结
41	男	0–Ⅰ	SM 1000	28	1	0	无	淋巴结
40	男	0–Ⅱa	SM 1000	31	1	0	无	淋巴结

DMM：黏膜肌层深层，SM：黏膜下层。

较，转移率更低。

病例

［**病例 1**］（**图 1**）患者 70 余岁，女性。

复层鳞状上皮腺上皮交界部即黏膜边界（squamo-columnar junction，SCJ）的肛门侧可见一处发红凹陷性病灶（**图 1a**）。喷洒醋酸的图像显示，与发红凹陷部一致的区域出现的白色浑浊改变迅速消失，内镜判断病变局限在该部位（**图 1b**）。NBI（narrow band imaging）放大观察发现，凹陷中央可见不规则网状（network）血管

（**图 1c**）。直径略小于 10mm，超声内镜观察判断浸润深度为 SM1，因此，治疗上选择 ESD 术。病理诊断为管状腺癌，高分化型，pT1b–SM 800μm，ly1，v1，pHM0，pVM0（**图 1d**）。标本切片如**图 1e** 所示，病变肛门侧几乎同一水平可见食管固有腺体，所以考虑病变在食管内。最终追加了外科手术切除。外科手术切除标本病理诊断为 ESD。术后瘢痕附近（瘢痕部间隔邻近部位）的淋巴管内有癌细胞残留，有第 19 组淋巴结转移。外科手术切除后随访 2 年，无再发，生存中。

表6 交界部腺癌与非交界部腺癌的比较

	交界部腺癌 (*n* = 385)	非交界部食管腺癌 (*n* = 73)	*P*值
转移（+）	54	18	0.0221
转移（−）	331	55	
年龄（岁）			0.432
中位值	65	65	
范围	27 ~ 89	30 ~ 87	
性别			0.997
男性	346	65	
女性	39	8	
肿瘤直径（mm）			< 0.001
中位值	20	30	
范围	0.5 ~ 110	4 ~ 82	
肿瘤直径（mm）			< 0.001
≤ 30mm	308	41	
> 30mm	77	32	
浸润深度			0.993
SMM	42	9	
LPM	41	9	
DMM	87	16	
SM 1 ~ 200 μm	27	3	
SM 201 ~ 500 μm	24	5	
SM 501 μm 以深	164	31	
SM 浸润距离（μm）			0.331
中位值	1225	1500	
范围	50 ~ 10 125	150 ~ 8750	
脉管侵袭			0.228
阳性	115	27	
阴性	270	46	
低分化腺癌成分 *			0.047 2
阳性	81	22	
阴性	221	33	

SMM：黏膜肌层浅层，LPM：黏膜固有层，DMM：黏膜肌层深层，SM：黏膜下层，*：只讨论 DMM 更深浸润癌。

［**病例2**］（**图2**）患者 50 余岁，男性。

SCJ 部位发现有发红隆起性病灶，SCJ 肛门侧 5 ~ 10mm 的范围见到栅状血管（**图2a，b**）。栅状血管下端与病变肛门侧几乎一致，因此考虑病变在食管内。此外，病变口侧覆盖复层鳞状上皮，蓝光成像（blue light imaging，BLI）放大观察可见，网状血管可能是在复层鳞状上皮下方有腺癌进展的表现（**图2c**）。BLI 放大观察时发现肿瘤表面可见不规则的网状血管（**图2d**）。诊断为 0-Ⅰs 型，15mm，T1b -SM2，行外科手术切

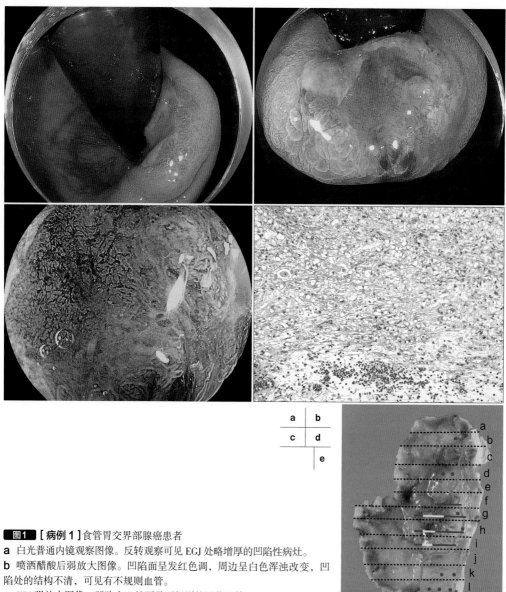

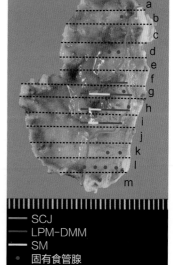

图1 [病例1]食管胃交界部腺癌患者

a 白光普通内镜观察图像。反转观察可见 EGJ 处略增厚的凹陷性病灶。

b 喷洒醋酸后弱放大图像。凹陷面呈发红色调，周边呈白色浑浊改变，凹陷处的结构不清，可见有不规则血管。

c NBI 强放大图像。凹陷中心处可见不规则的网状血管。

d 病理组织学图像（切片 g）。肿瘤细胞在黏膜固有层内形成比较清晰的腺管结构，黏膜下层可见明显的小块状、孤立肿瘤细胞呈弥漫性增殖的低分化腺癌表现。

e 切除标本的标记示意图。病理诊断为 tub1 ≥ tub2>por2，pT1b–SM 800 μm，ly1，v1，pHM0，pVM0。SM 浸润最深处有食管固有腺体，因此判定病灶部位在食管。

除。外科切除标本病理显示：中分化腺癌（tub2>por2），pT1b–SM 1800 μm，ly1，v1，pN1（LN2）（**图 2e，f**）。手术后随访 2 年，无再发，生存中。

讨论

EAST group 研究的全部食管腺癌[3]，作为食管腺癌转移的独立风险因子中有病变直径，脉管

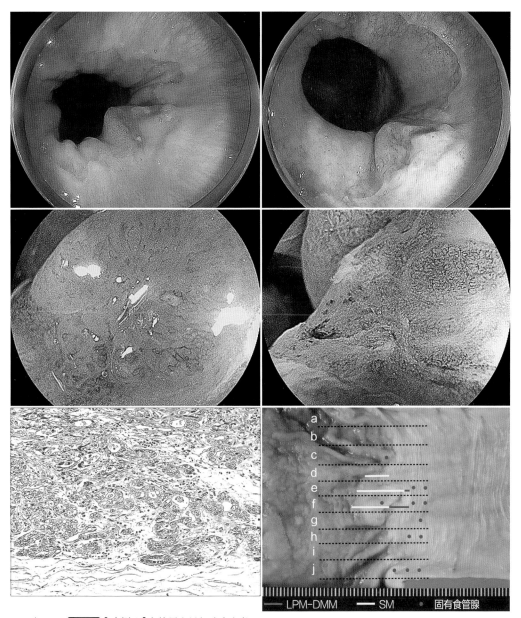

a	b
c	d
e	f

图2 [病例2]食管胃交界部腺癌患者

a 白光普通内镜观察图像。鳞状上皮腺上皮交界部即黏膜边界（SCJ）4~5点钟方向可见带有凹陷的隆起性肿瘤样病灶，病灶较小，有增厚改变，考虑为SM深层浸润癌。

b 醋酸靛胭脂染色图像。癌病灶为带有凹陷的局限隆起病灶，SCJ肛门侧5~10mm的范围内可透见有栅状血管，栅状血管下端与病灶肛门侧几乎一致，因此，判断病灶在食管内。

c BLI弱放大图像（SCJ口侧）。IPCL(intra-epithelial papillary loop）密度增粗，部分呈网状血管改变。考虑有肿瘤的鳞状上皮下浸润现象。

d BLI弱放大图像（SCJ肛侧）。照片右上方可观察到血管形成不规则的网状结构。

e 病理组织图像（切片e）。黏膜下层先进部可见tub2-por2混和增生改变。

f 切除标本标记示意图。病理诊断为tub2>por2, tub1, pT1b-SM 1800μm, INFb, ly1, v1, pN1, pPM0, pDM0, pRM0, pStage Ⅱ。SM浸润最深处有食管固有腺体存在，因此判断病灶在食管内。

IPCL：上皮乳头内毛细血管襻。

侵袭，DMM 更深有低分化腺癌成分。其中脉管侵袭的 OR 最高达 6.2，DMM 更深有低分化腺癌成分的 OR 为 3.7，病变直径 >30mm 的 OR 为 3.1。这些因子在本次研究的交界部腺癌中也进行了分析，确认与转移风险有显著性相关。

交界部腺癌中黏膜内癌有 3.5% 转移率，高于胃癌 2.2%[4] 的转移率和结肠癌 0[5] 的转移率。众所周知，与胃或结肠相比，食管的黏膜肌层邻近淋巴管网较丰富[6-9]。因此，浸润至黏膜肌层的食管癌，脉管侵袭的风险有所增加。实际本研究中交界部黏膜内癌的 170 例中 13 例（7.6%）发现有脉管侵袭，高于胃癌的脉管侵袭率（0.6%）[4] 和结肠癌的脉管侵袭率。有食管浸润的交界部癌中，黏膜内癌阶段就有比较高的脉管侵袭率，这可能是出现较高转移比例的原因。

另一方面 SM 癌中，22.3% 发现有转移。作为 SM 癌中转移风险相对较低的 SM1 癌，各部位的定义不同，食管鳞状上皮癌为 SM 200 μm，胃癌 SM 500 μm，大肠癌 SM 1000 μm。食管腺癌是以食管鳞癌的 SM 200 μm 为标准还是以胃癌的 SM 500 μm 为标准，或者应用除此之外的其他标准，目前还没有一致的定论。在本研究的交界部腺癌的分析中，SM 500 μm 以内与 SM 501 μm 以上的浸润癌，转移风险有很大差异，没有风险因子的 SM 500 μm 以内的癌没有发现有转移，因此，可以认为 SM1 定义为 500 μm 比较妥当。但是没有风险因子的 SM 500 μm 以内的癌只有 28 例，例数较少，为了探讨交界部腺癌内镜下切除的合适 SM1 标准，还必须积累更多的病例数。

到目前为止的转移风险因素来源于外科切除病例。但是外科切除的食管腺癌中 SM 癌占大多数，黏膜内癌的转移风险因素没有得到充分的探讨[10-12]。因此，在本研究中，连同内镜切除病例一并进行讨论，就有了更多的病例积累。此外，内镜下切除病例经过 5 年的随访观察，没有发现转移者定义为转移阴性。关于 5 年的随访年限，EAST group 研究的食管腺癌全体分析中，随访观察中 18 例转移的病例的转移时间

中位值为 12 个月，最长为 44 个月，随访观察超过 5 年的 289 例中没有 5 年后再发生转移的病例，因此可以认为 5 年的随访观察年限是适合的。

交界部腺癌的转移比例（14.0%）与非交界部食管腺癌的转移比例（24.7%）相比较低，且有统计学意义。其原因可能是交界部腺癌与非交界部食管腺癌相比，恶性度较低。但是，EAST group 研究中食管腺癌全体分析中的多变量分析显示，癌的发生部位与转移风险无关联。癌的恶性度与转移风险相关，病变直径、DMM 更深有低分化腺癌成分在非交界部食管腺癌更多见，是转移比例较高的原因。

EAST group 研究中的病理诊断，基本上都是委托各机构的病理科医生完成，中央病理诊断因为花费和劳动力方面的因素只能作罢。但是，在评价中特别重要的病例，则由病理学专家再次确认进行中央病理诊断。为了追求更准确的病理诊断，确保充分的资金支持下的前瞻性试验中，进行中央病理诊断是非常必要的。

结语

在日本 13 家医疗机构中对外科手术切除，或者内镜下切除，浸润深度在黏膜层或黏膜下层的食管胃交界部癌共 385 例进行分析。DMM 更深癌中发现转移者中，浸润深度在 SM 500 μm 以内且没有风险因子（病变直径 >30mm，脉管侵袭，DMM 更深有低分化腺癌成分）者未发现有转移。因此，认为在食管胃交界部癌中 SM1 定义为 500 μm 以内比较合适。但是，本次探讨的没有风险因子的 SM500 μm 以内癌的病例不多，SM1 交界部癌作为内镜下切除的适应证是否合适还需要更多的病例积累进行判断。期待今后有探讨食管胃交界部癌的多数病例作为内镜下切除适应证的前瞻性研究。

参考文献
[1] 日本食管学会(编). 食管癌取扱い规约(第10版補訂版), 金原出版, 東京, 2008
[2] Horii T, Koike T, Abe Y, et al. Two distinct types of cancer of

different origin may be mixed in gastroesophageal junction adenocarcinomas in Japan : evidence from direct evaluation of gastric acid secretion. Scand J Gastroenterol 46:710-719, 2011

[3] Ishihara R, Oyama T, Abe S, et al. Risk of metastasis in adenocarcinoma of the esophagus : a multicenter retrospective study in a Japanese population. J Gastroenterol 2016 : DOI : 10.1007 s00535-016-1275-0

[4] Gotoda T, Yanagisawa A, Sasako M, et al. Incidence of lymph node metastasis from early gastric cancer : estimation with a large number of cases at two large centers. Gastric Cancer 3:219-225, 2000

[5] Morson BC, Whiteway JE, Jones EA, et al. Histopathology and prognosis of malignant colorectal polyps treated by endoscopic polypectomy. Gut 25:437-444, 1984

[6] Goseki N, Koike M, Yoshida M. Histopathologic characteristics of early stage esophageal carcinoma. A comparative study with gastric carcinoma. Cancer 69:1088-1093, 1992

[7] Bogomoletz WV, Molas G, Gayet B, et al. Superficial squamous cell carcinoma of the esophagus. A report of 76 cases and review of the literature. Am J Surg Pathol 13:535-546, 1989

[8] Sugimachi K, Ikebe M, Kitamura K, et al. Long-term results of esophagectomy for early esophageal carcinoma. Hepatogastroenterology 40:203-206, 1993

[9] Sabik JF, Rice TW, Goldblum JR, et al. Superficial esophageal carcinoma. Ann Thorac Surg 60:896-902, 1995

[10] Westerterp M, Koppert LB, Buskens CJ, et al. Outcome of surgical treatment for early adenocarcinoma of the esophagus or gastro-esophageal junction. Virchows Arch 446:497-504, 2005

[11] Stein HJ, Feith M, Bruecher BL, et al. Early esophageal cancer : pattern of lymphatic spread and prognostic factors for long-term survival after surgical resection. Ann Surg 242:566-573, 2005

[12] Barbour AP, Jones M, Brown I, et al. Risk stratification for early esophageal adenocarcinoma : analysis of lymphatic spread and prognostic factors. Ann Surg Oncol 17:2494-2502, 2010

Summary

The Clinicopathological Characteristics and Prevalence of Superficial Esophagogastric Junctional Adenocarcinomas with Lymph Node Metastases

Hiroaki Takahashi[1], Ryu Ishihara[2], Junichi Kodaira[1], Rinako Himori, Yasuhiro Tachibana, Hirokazu Oohashi, Satoshi Okahara, Miwako Kudaira, Nobuaki Sugawara, Takeshi Matsumoto, Tomoyuki Oouchi[3], Toshinao Takenouchi, Masao Hosokawa[4], Tsuneo Oyama[5]

The criteria of curative endoscopic resection have not been well-established yet because little is known about the characteristics and prevalence of lymph node metastases in superficial esophagogastic junctional adenocarcinomas, especially, the discussion of whether SM1 invasion should be defined by the criteria of esophageal cancer or gastric cancer. Accordingly, we conducted a multicenter retrospective study in order to elucidate the risks of metastasis in adenocarcinoma of the esophagus, and patients with esophagogastric junctional adenocarcinomas were selected in this study. Among 385 patients who were subjected to surgery or endoscopic resection for mucosal or submucosal adenocarcinoma of the esophagogastric junction, 54 patients were diagnosed with metastatic cancer. With regards to the invasion depth, metastasis was observed in 6.9 % (6 out of 87) of the patients with the cancer invading into the deeper muscularis mucosa and in 3.9% (2 out of 51) of the patients with SM cancers invading less than 500 μ m from the muscularis mucosa. In the latter cases, no metastasis was observed in the patients without factors such as lymphovascular involvement, poorly differentiated component, and lesion size < 30mm in diameter. Thus, we conclude that the depth of SM1 invasion should be defined as less than 500 μ m from the muscularis mucosa.

[1] Department of Gastroenterology, Keiyukai Daini Hospital, Sapporo, Japan

[2] Department of Gastrointestinal Oncology, Osaka International Cancer Institute, Osaka, Japan

[3] Department of Pathology, Keiyukai Sapporo Hospital, Sapporo, Japan

[4] Department of Surgery, Keiyukai Sapporo Hospital, Sapporo, Japan

[5] Department of Endoscopy, Saku Central Hospital Advanced Care Center, Saku, Japan

Barrett 食管癌的淋巴结转移率及特征

——多机构共同研究的结果

竹内 学[1]

石原 立[2]

小山 恒男[3]

桥本 哲[4]

佐藤 祐一

寺井 崇二

宫健　译

摘要●或许是病例数等原因，目前日本对于 Barrett 食管癌的淋巴结转移风险方面尚无相关报道。对于内镜切除后是不是要追加治疗，各医院的标准也不一致。这里我们通过多机构共同研究，对 311 例内镜或者外科切除的 Barrett 食管表浅癌进行了解析。结果提示浸润深度 SMM/LPM 的癌也就是无高风险因素（高风险因素即病变长径 3cm 以下、脉管浸润、超过黏膜肌层深层的低分化腺癌）的黏膜肌层深层（DMM）癌未见淋巴结转移，黏膜下层（SM）癌中无高风险因素且未达 SM 500μm 的 Barrett 食管癌的转移率也是 0。因此我们可以进一步考虑的是，目前关于黏膜下浅层（SM1）癌的定义，参照胃癌，把浸润深度定为 500μm 以内也是妥当的。也就是说浸润深度为 LPM 的癌在内镜下切除后不需要追加治疗，而 DMM 癌和 SM1 癌则需要根据病理评估是否有高风险因素后再进行相应的判断。

关键词　食管癌　Barrett 食管　食管腺癌　转移　内镜下切除

[1] 長岡赤十字病院消化器内科　〒940-2085長岡市千秋2丁目297-1
　　E-mail : yasuzuka2000@yahoo.co.jp
[2] 大阪府立成人病センター消化管内科
[3] 佐久総合病院佐久医療センター内視鏡内科
[4] 新潟大学大学院医歯学総合研究科消化器内科学分野

前言

Barrett 食管癌一直以来被认为是反复的胃酸或者胆汁反流所导致，Barrett 食管是容易癌变的区域。在这个区域发生的 Barrett 食管癌在欧美的发病数急剧增加，而在日本随着幽门螺旋杆菌（Helicobacter pylori，Hp）感染率的下降以及饮食生活的欧美化，它的发病数也在增加[1]。

针对 Barrett 食管癌，目前通常的治疗方法是外科行食管次全切除术。但是术后的消化液反流所产生的各种症状会导致患者的生活质量（quality of life，QOL）下降。而应用内镜下切除创伤较小，术后的 QOL 也较好，尤其适用于早期的 Barrett 食管癌。不过，关于 Barrett 食管癌的转移风险，日本并无相关报道，并且也无内镜下切除后判定治愈的相应依据。于是，为了明确食管腺癌的转移风险，作者团队联合日本 13 家共同研究机构（Japan Esophagogastric Junctional and Esophageal Adenocarcinoma study group，EAST group）进行了一项共同研究。这个 EAST group 研究包括食管的所有腺癌。在这些腺癌的研究中明确了病变直径 3cm 以下、脉管浸润、浸润超过黏膜肌层深层（deep muscularis mucosae，DMM）的低分化腺癌可作为独立的高风险因素[2]。本文从该项研究中选取部分数据，仅重点分析 Barrett 食管癌。

研究对象和方法

1. 研究对象

2000 年 1 月—2014 年 10 月，日本 13 家单位（表1）的外科手术和内镜下手术病例中，满足以下条件者：

1）入组条件

①病理组织学诊断为腺癌；②病理组织学诊断为黏膜癌或者黏膜下层癌；③各单位临床上或者病理学诊断为 Barrett 食管癌。

2）排除条件

①外科切除前接受过放化疗的患者；②内镜下切除前接受过放化疗的患者；③与食管相比较在胃的方向浸润更深，并且深度超过 SM 500μm 的患者；④既往 5 年内因其他脏器肿瘤接受过治疗的患者。

2. 病理诊断

关于切除标本的处理和浸润深度、浸润方式的诊断，原则上遵循食管癌处理规范[3]。在能看到双层的黏膜肌层时，癌浸润至黏膜肌层浅层的标记为 SMM（superficial muscularis mucosa），超过黏膜肌层浅层，但未达黏膜肌层深层的标记为 LPM（lamina propria mucosae），而浸润到黏膜肌层深层的病变标记为 DMM。黏膜肌层看不到双层结构时，癌未侵及黏膜肌层标记为 LPM，浸润至黏膜肌层标记为 DMM。

黏膜下层的浸润深度计算从黏膜肌层的下端开始，终止于浸润区域的下端。如果局部黏膜肌层已经消失，就用两侧残留黏膜肌层延长线构成假想黏膜肌层再做测量。DMM 或者黏膜下层能看到低分化腺癌成分时视为低分化腺癌阳性。浸润方式和低分化腺癌的有无只有在浸润深度超过 DMM 的癌中才做评价。病理诊断基本上都依托于各个单位，但是转移阳性病例中脉管浸润阴性、黏膜下层浸润距离未达 2000μm 的均由消化科病理专家评价。

3. 转移的定义

以下情况作为转移阳性：

①外科切除标本经病理证实转移；②外科切除或者内镜下切除后，后续观察中明确转移；

以下情况作为转移阴性：

①外科切除标本和后续观察均未发现转移；

②内镜下切除后经过 5 年以上未发现转移。

4. 统计分析

连续变量和范畴变量的分析分别通过 Mann–Whitney U test 和 Yates χ^2 tests 进行，P 值小于 0.05，有统计学意义。

结果

1. 研究对象的特征

既往 5 年内无其他脏器癌并外科切除或者内镜下切除的食管腺癌中，共发现 516 例黏膜癌或者黏膜下层癌。其中有 4 例多发病变，均选择浸润较深的病灶进行分析。满足入组条件 311 例，而以下所述 205 例除外。

①外科切除前接受过放化疗的 4 例；②与食管相比，胃侧浸润更深，并且浸润深度超过 SM 500 μm 的 4 例；③内镜下切除 5 年后无法判定是否转移的 31 例；④病理组织学无法判断的 4 例；⑤内镜下切除后 5 年内因其他疾病死亡的 15 例；⑥判定不是 Barrett 食管癌的 134 例；⑦难以判定是否为 Barrett 食管癌的 13 例。

在满足入组条件的 311 例中，内镜下切除的 176 例，外科切除的 135 例。内镜下切除手术方法中应用 ESD（endoscopic submucosal dissection）的 138 例，应用 EMR（endoscopic mucosal resection）的 38 例。外科切除手术方法中应用食管次全切除术的 48 例，应用食管下段及近端胃切除术的 63 例，应用食管下段及全胃切除术的 11 例，其他术式或者不明术式的 13 例。

病例中年龄的平均值（范围）为 64 岁（27～87 岁）。男性 284 例，女性 27 例。病变形态方面 0–Ⅰ型 69 例，0–Ⅰ+Ⅱa 型 2 例，0–Ⅰ+Ⅱb 型 1 例，0–Ⅰ+Ⅱc 型 2 例，0–Ⅱa 型 111 例，0–Ⅱa+Ⅱc 型 10 例，0–Ⅱb 型 23 例，0–Ⅱb+Ⅱa 型 1 例，0–Ⅱc 型 88 例，0–Ⅱc+Ⅱa 型 1 例，0–Ⅲ 型 1 例，1 型 1 例，2 型 1 例。浸润深度方面 SMM 43 例，LPM 36 例，DMM 75 例，SM1<200 μm17 例，SM201～500 μm20 例，SM>501 μm120 例。

2. 转移和高风险因素

311 例中有 46 例发现有转移，其中的 12 例是治疗后的后续观察时发现转移，发现时间的平均值（范围）为 15 个月（6～34 个月）。初次转移部位是淋巴结的 40 例，淋巴结并肺和骨的 1 例，淋巴结和骨的 1 例，肝脏 2 例，骨 1 例，腹膜 1 例。结果提示与 EAST group 的"食管腺癌的全面分析"中的独立高风险因素呈正相关（表 2）。

3. 不同浸润深度的转移率

表 3 为不同浸润深度的转移率。SMM 和 LPM 癌未见转移，而浸润至 DMM 的 75 例癌中有 7 例发现转移。与"食管腺癌的全面分析"中得出的高风险因素一致，无高风险因素（即病变长径 3cm 以下、脉管转移、超过 DMM 的低分化腺癌）的病变中，均未发现转移。

接下来看不同 SM 浸润深度的转移率（表 3、表 4）。SM 200 μm 以内转移率为 0，SM 201～500 μm 也为较低的 15.0%，而超过 SM 500 μm 后就提示明显增高，SM 501～1000 μm 为 22.9%，超过 SM 1001 μm 时更是达到了 32.9%。与"食管腺癌的全面分析"中得出的高风险因素一致，无高风险因素（即病变长径 3cm 以下、脉管转移、超过 DMM 的低分化腺癌）的病变中，SM 500 μm 之内的转移率是 0，超过 SM 501 μm 的转移率就升高到了 10.5%，表 5 详细显示了浸润不超过 SM 1000 μm 的发生了转移的病例。

［病例 1］（表 5，病例 16）

SCJ（squamocolumnar junction）口侧 2 点钟方向可见直径约 15mm 的舌状病变，表面发红。病变的口侧平坦，肛侧隆起且表面凹凸不平（图 1a）。翻转观察可见隆起的肛侧凹陷，边界模糊（图 1b）。喷洒靛胭脂观察，可见口侧基本平坦，而肛侧隆起明显且表面凹凸不平（图 1c）。应用 NBI（narrow band imaging）放大观察隆起的表面，可见表面构造模糊，血管扩张明显、粗细不一、走行混乱，考虑是较粗大的新生血管（图 1d）。ESD 切除后标本的布局示意图提

表2 转移高风险因素的单变量分析

	有转移 ($n=46$)	无转移 ($n=265$)	P值
年龄（岁）			0.737
平均值	63	64	
范围	41~85	27~87	
性别			0.397
男性	44	240	
女性	2	25	
病变长径（mm）			< 0.001
平均值	30	19	
范围	13~82	0.5~90	
浸润深度			< 0.001
SMM	0	43	
LPM	0	36	
DMM	7	68	
SM 1~200 μm	0	17	
SM 201~500 μm	3	17	
SM 501 μm 以上	36	84	
SM 浸润深度（μm）			< 0.001
平均值	1990	800	
范围	300~10 000	50~10 125	
脉管浸润			< 0.001
阳性	37	65	
阴性	9	200	
低分化腺癌 *			< 0.001
有	27	45	
无	19	141	

SMM：黏膜肌层浅层，LPM：黏膜固有层，DMM：黏膜肌层深层，SM：黏膜下层，*：分析 DMM 癌和 SM 癌。

表3 不同浸润深度的转移率

	脉管浸润(－)且低分化腺癌(－)		脉管浸润(＋) 或者低分化腺癌(＋)
	病变长径≤3cm	病变长径>3cm	
SMM	0%（0/38）	0%（0/4）	0%（0/1）
LPM	0%（0/32）	0%（0/4）	－（0/0）
DMM	0%（0/59）	0%（0/4）	58.3%（7/12）
SM 1~500 μm	0%（0/22）	50.0%（1/2）	15.4%（2/13）
SM 501 μm 以上	10.5%（2/19）	25.0%（1/4）	34.0%（33/97）

SMM：黏膜肌层浅层，LPM：黏膜固有层，DMM：黏膜肌层深层，SM：黏膜下层。

表4 有高风险因素的不同浸润深度 SM 癌的转移率

	全部病变 (*n*=157)	无高风险因素病变 (*n*=41)
SM 1~200μm	0% (0/17)	0% (0/13)
SM 201~500μm	15.0% (3/20)	0% (0/9)
SM 501~1000μm	22.9% (8/35)	11.1% (1/9)
SM 1001μm，或者不能测定	32.9% (28/85)	10.0% (1/10)

SM：黏膜下层。

表5 转移阳性 Barrett 食管癌病例的详情

病例	年龄 (岁)	性别	肉眼分型	Bar-rett	浸润深度	病变长径 (mm)	ly	v	低分化腺癌	转移部位
1	57	男	0-Ⅱa	SS	DMM	24	1	0	无	淋巴结
2	57	男	0-Ⅱc	SS	DMM	16	1	1	无	淋巴结
3	81	女	0-Ⅰ	LS	DMM	65	1	0	无	淋巴结
4	48	男	0-Ⅰ	LS	DMM	28	1	0	有	淋巴结
5	46	男	0-Ⅱc	LS	DMM	82	1	0	无	淋巴结
6	72	男	0-Ⅰ	LS	DMM	23	1	0	无	淋巴结
7	73	男	0-Ⅱa	SS	DMM	15	1	0	无	淋巴结
8	56	男	0-Ⅰ	LS	SM 300μm	45	1	1	有	淋巴结
9	60	男	0-Ⅱc	SS	SM 350μm	56	0	0	无	淋巴结, 肺, 骨
10	77	男	0-Ⅰ	SS	SM 470μm	20	1	0	有	淋巴结
11	70	男	0-Ⅰ	SS	SM 700μm	37	0	0	无	腹膜
12	77	女	0-Ⅱc	SS	SM 800μm	13	0	0	有	淋巴结
13	72	男	0-Ⅱc	SS	SM 820μm	42	0	0	有	淋巴结
14	63	男	0-Ⅱa	LS	SM 820μm	55	0	0	有	淋巴结
15	71	男	0-Ⅰ	SS	SM 1000μm	19	1	1	有	淋巴结
16	85	男	0-Ⅰ	SS	SM 1000μm	18	0	0	有	淋巴结
17	76	男	0-Ⅱa	SS	SM 1000μm	25	0	0	有	淋巴结
18	66	男	0-Ⅱa+Ⅱc	LS	SM 1000μm	30	0	0	有	淋巴结

DMM：黏膜肌层深层, SM：黏膜下层, SS：短段, LS：长段, ly：淋巴管浸润, v：静脉浸润。

示隆起处的蓝色虚线部分的癌已经浸润至 SM 深层（**图1e**），同一部位的病理图提示中分化腺癌已经浸润至黏膜下层深层（SM 浸润深度 1000μm），最深处局部为低分化腺癌（**图1f**）。与家属沟通后，未进行进一步的追加治疗。患者于施行 ESD 术后的第 34 个月发生下纵隔淋巴结转移，随后死亡。

[**病例2**]（表5，病例5）

胃皱襞上缘口侧 4 点钟方向见明确的伴有边缘隆起的凹陷病变，周围见广泛发红的粗糙黏膜（**图2a**），凹陷处的 NBI 放大观察可见密集的网格样结构（network pattern），未见明确的无构造区域（**图2b**）。下段食管及贲门侧胃切除术后，切除标本的布局示意图提示红线部分的癌呈环周

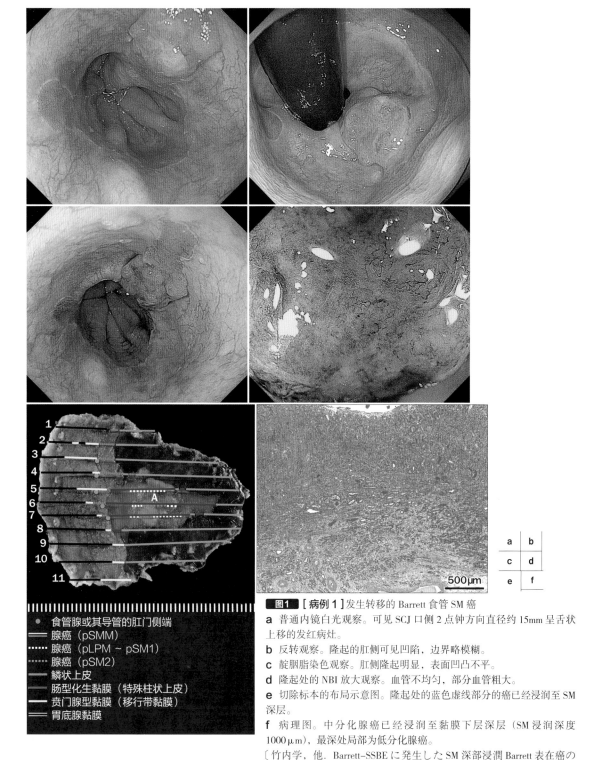

食管腺或其导管的肛门侧端
腺癌（pSMM）
腺癌（pLPM ~ pSM1）
腺癌（pSM2）
鳞状上皮
肠型化生黏膜（特殊柱状上皮）
贲门腺型黏膜（移行带黏膜）
胃底腺黏膜

a	b
c	d
e	f

图1 ［病例1］发生转移的 Barrett 食管 SM 癌

a 普通内镜白光观察。可见 SCJ 口侧 2 点钟方向直径约 15mm 呈舌状上移的发红病灶。

b 反转观察。隆起的肛侧可见凹陷，边界略模糊。

c 靛胭脂染色观察。肛侧隆起明显，表面凹凸不平。

d 隆起处的 NBI 放大观察。血管不均匀，部分血管粗大。

e 切除标本的布局示意图。隆起处的蓝色虚线部分的癌已经浸润至 SM 深层。

f 病理图。中分化腺癌已经浸润至黏膜下层深层（SM 浸润深度1000μm），最深处局部为低分化腺癌。

〔竹内学，他．Barrett-SSBE に発生した SM 深部浸潤 Barrett 表在癌の1例．胃と腸 46：799-807, 2011 より転載〕

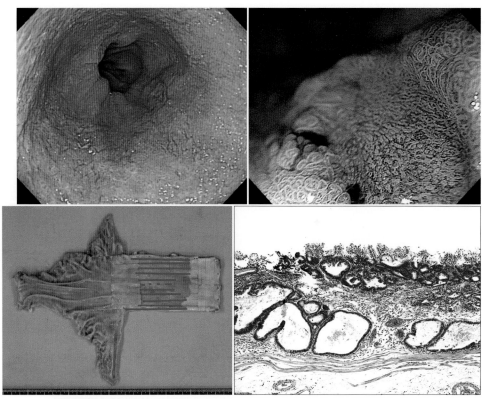

a	b
c	d

图2 [**病例 2**] 发生转移的 Barrett 食管 DMM 癌
a 普通内镜白光观察。胃皱襞上缘口侧 4 点钟方向见明确的伴有边缘隆起的凹陷病变，周围见广泛发红的粗糙黏膜。
b 凹陷处的 NBI 放大观察。可见密集的网格样结构 (network pattern)。
c 切除标本的布局示意图。如红线所示，癌呈环周性生长，SM 未见浸润。
d 病理图。高分化管状腺癌浸润至黏膜肌层，浸润深度为 DMM。
〔图片提供：がん研有明病院 藤崎順子先生〕

性生长，SM 未见明确浸润（**图 2c**）。病理图提示高分化管状腺癌浸润至黏膜肌层，浸润深度为 DMM（**图 2d**），淋巴管浸润，淋巴结转移阳性。

4. SSBE 癌和 LSBE 癌的比较

我们对比分析了 SSBE (short segment Barrett's esophagus) 癌和 LSBE(long segment Barrett's esophagus) 癌的转移率和高风险因素（**表 5、表 6**）。可见浸润深度并无明显差别，只是在存在高风险因素（病变小、深达 DMM 的低分化腺癌）时，SSBE 转移率会明显降低，所以总体结果提示 SSBE 的转移率要比 LSBE 低。

讨论

在 EAST group "食管全部腺癌分析"的研究中，发现与食管腺癌的转移相关的独立高风险因素是病变长径、脉管浸润、深度超过 DMM 的低分化腺癌[2]。如果用赔率来表现其中各项的风险大小，那么脉管浸润的赔率最高，达到了 6.2，深度超过 DMM 的低分化腺癌为 3.7，而病变长径（>30mm）为 3.1。这些因素在我们这次"Barrett 食管癌分析"的研究中也被证实与转移风险相关。

但就转移这一点，Barrett 食管黏膜癌（4.5%）要高于胃癌（2.2%）[4] 和结肠癌（0）[5]。与胃和结肠相比，食管的黏膜肌层附近的淋巴管网比较发达[6-9]。因此食管癌如果发生黏膜肌层的浸润，那么脉管浸润的风险性也就相应提高了。事实上在本研究中，154 例的 Barrett 食管癌中有 13 例

表6 LSBE 癌和 SSBE 癌在高风险因素下转移率的比较			
	LSBE (*n* = 64)	SSBE (*n* = 247)	*P* 值
有转移	15	31	0.028 8
无转移	49	216	
年龄（岁）			0.865
平均值	64	63	
范围	27~87	32~86	
性别			0.638
男性	57	227	
女性	7	20	
病变径（mm）			< 0.001
平均值	30	18	
范围	5~82	0.5~90	
病变长径（mm）			< 0.001
≤ 30mm	38	211	
> 30mm	26	36	
浸润深度			0.907
SMM	10	33	
LPM	10	26	
DMM	12	63	
SM 1~200 μm	3	14	
SM 201~500 μm	4	16	
SM 501 μm 以上	25	95	
SM 浸润深度（μm）			0.211
平均值	1500	1000	
范围	150~8250	50~10 125	
脉管浸润			0.231
阳性	25	77	
阴性	39	170	
低分化腺癌 *			0.021 6
有	20	52	
无	24	136	

SMM：黏膜肌层浅层，LPM：黏膜固有层，DMM：黏膜肌层深层，SM：黏膜下层，SSBE：短段 Barrett 食管，LSBE：长段 Barrett 食管，*：仅研究 DMM 癌和 SM 癌。

（8.4%）有脉管浸润，远高于胃癌（0.6%）[4] 和结肠癌。像这样的 Barrett 食管癌，在黏膜癌的阶段就已经出现较高的脉管浸润发生率，所以相应的转移率也会比其他消化道癌高。另一方面，在 SM 癌中有 24.8% 发生转移。其中转移风险较低的黏膜下层浅层（SM1），分别在食管鳞状细胞癌中定义为 SM 200 μm，在胃癌中定义为 SM 500 μm，在结肠癌中定义为 SM 1000 μm。而 Barrett 食管癌是按照食管鳞癌的标准 SM 200 μm，还是按照胃腺癌的标准 SM 500 μm，或者以其他的浸润深度作为标准，目前尚无定论。EAST group 的"食管全部腺癌分析"研究和本次的"Barrett 食管癌分析"研究都表明浸润 SM 500 μm 以内癌和超过 SM 501 μm 癌的转移风险明显不同，并且在无高风险因素的 SM 500 μm 内浸润癌中未见转移。所以作者认为此时将 SM1 定义为 500 μm 也是妥当的。但是，本文收集这类病例的数量较少，仅有 22 例，所以要想确定 Barrett 食管的 SM1 癌是否适合应用内镜下切除，还需要更多的病例进一步研究。

应用外科手术切除标本，对转移的风险也做了相应研究[10-12]。但是，因为外科切除的食管腺癌多数是 SM 癌，所以无法充分地分析 M 癌的转移风险。因此本研究针对内镜下切除的病例也做了研究，从而搜集了更多的病例。并且将内镜下切除 5 年后无转移的病例定义为转移阴性。之所以把 5 年作为观察期限，是因为 EAST group 的"食管全部腺癌分析"研究中 18 例转移病例的平均时间是 12 个月，最长时间是 44 个月，而随访 5 年以上的 289 例中 5 年后的转移例数为 0。因此，我们认为定为 5 年应该是妥当的。

SSBE 癌的转移比例（12.6%）与 LSBE 癌（23.4%）相比显著降低，可能是 SSBE 的恶性程度更低的缘故。但是 EAST group "食管全部腺癌分析"研究的多变量分析中却提示癌的部位与转移风险无相关。与癌的恶性程度相比较，可能病变的长径或者浸润超过 DMM 的低分化腺癌这两项才是转移比例增高的真正原因。

EAST group 研究中的病理诊断基本上都委托给了各个单位的病理医生，而因为花销和人员等原因未统一由中央病理诊断。但是，那些非常重点的病例，我们还是请病理科专家进行了确认或者采取了中央病理诊断。如果要追求更准确的病理诊断，还是应该确保更充足的资金，尽量由中央病理诊断来做进一步的试验。

结语

本文基于日本 13 家单位共同收集的外科及内镜下切除食管腺癌病例，分析了 Barrett 食管癌的淋巴结转移率和特征。结果提示浸润深度为 LPM 的癌中淋巴结转移率为 0，超过 DMM 的癌中淋巴结转移率为 10% ~ 20%。然而 DMM 癌中无脉管浸润或者非低分化腺癌时无转移，并且 SM 癌中 SM 浸润不足 $500\,\mu m$ 时，即使有前面两项高风险因素，只要病变长径不超过 3cm，也无转移。因此，对于今后内镜下切除后是否追加治疗的问题，本文数据或许可以作为一项参考。

参考文献

[1] Hongo M, Nagasaki Y, Shoji T. Epidemiology of esophageal cancer : Orient to Occident. Effects of chronology, geography and ethnicity. J Gastroenterol Hepatol 24:729-735, 2009

[2] Ishihara R, Oyama T, Abe S, et al. Risk of metastasis in adenocarcinoma of the esophagus : a multicentre retrospective study in a Japanese population. J Gastroenterol 2016〔Epub ahead of print〕

[3] 日本食管学会（编）. 食管癌取扱い規約, 第10版補訂版. 金原出版, 2008

[4] Gotoda T, Yanagisawa A, Sasako M, et al. Incidence of lymph node metastasis from early gastric cancer : estimation with a large number of cases at two large centers. Gastric Cancer 3:219-225, 2000

[5] Morson BC, Whiteway JE, Jones EA, et al. Histopathology and prognosis of malignant colorectal polyps treated by endoscopic polypectomy. Gut 25:437-444, 1984

[6] Goseki N, Koike M, Yoshida M. Histopathologic characteristics of early stage esophageal carcinoma. A comparative study with gastric carcinoma. Cancer 69:1088-1093, 1992

[7] Bogomoletz WV, Molas G, Gayet B, et al. Superficial squamous cell carcinoma of the esophagus. A report of 76 cases and review of the literature. Am J Surg Pathol 13:535-546, 1989

[8] Sugimachi K, Ikebe M, Kitamura K, et al. Long-term results of esophagectomy for early esophageal carcinoma. Hepatogastroenterology 40:203-206, 1993

[9] Sabik JF, Rice TW, Goldblum JR, et al. Superficial esophageal carcinoma. Ann Thorac Surg 60:896-902, 1995

[10] Westerterp M, Koppert LB, Buskens CJ, et al. Outcome of surgical treatment for early adenocarcinoma of the esophagus or gastro-esophageal junction. Virchows Arch 446:497-504, 2005

[11] Stein HJ, Feith M, Bruecher BL, et al. Early esophageal cancer : pattern of lymphatic spread and prognostic factors for long-term survival after surgical resection. Ann Surg 242:566-573, 2005

[12] Barbour AP, Jones M, Brown I, et al. Risk stratification for early esophageal adenocarcinoma : analysis of lymphatic spread and prognostic factors. Ann Surg Oncol 17:2494-2502, 2010

Summary

Incidence and Characteristics of the Metastasis in Adenocarcinoma in Barrett's Esophagus : a Multicenter Retrospective Study in a Japanese Population

Manabu Takeuchi[1], Ryu Ishihara[2], Tsuneo Oyama[3], Satoru Hashimoto[4], Yuichi Sato, Shuji Terai

Little is known about the specific risks of metastasis in adenocarcinoma in Barrett's esophagus in relation to invasion depth and other pathologic factors. We conducted a multicenter, retrospective study at 13 high-volume centers in Japan from January 2000 to October 2014 to elucidate the risk of metastasis of adenocarcinoma in Barrett's esophagus. A total of 311 patients（176 surgical resections and 135 endoscopic resections）were included. Metastasis was considered positive with either histological confirmation of the surgical specimen or clinical confirmation during follow-up. Metastasis was considered negative if no evidence of metastasis was detected either in the resected specimens and during the follow-up of patients treated surgically or during the follow-up of patients within 5 years of endoscopic resection. No metastasis was detected in patients with either SMM/LPM or DMM cancer without lymphovascular involvement and a poorly differentiated component（0/142 lesions）, in patients with cancer invading the submucosa（1-500 μ m）without lymphovascular involvement and a poorly differentiated component, and in patients with lesions smaller than 30mm（0/22 lesions）. Patients with mucosal and submucosal cancers（1-500 μ m invasion）without risk factors have a low risk of metastasis and may thus be good candidates for endoscopic resection.

[1] Department of Gastroenterology, Nagaoka Red Cross Hospital, Nagaoka, Japan

[2] Department of Gastrointestinal Oncology, Osaka Medical Center for Cancer and Cardiovascular Diseases, Osaka, Japan

[3] Department of Endoscopy, Saku Central Hospital Advanced Care Center, Saku, Japan

[4] Department of Gastroenterology and Hepatology, Niigata University, Graduate School of Medical and Dental Sciences, Niigata, Japan

浅表型食管胃交界部癌的治疗策略

——从内镜治疗的角度分析

阿部 清一郎[1]

小田 一郎

山田 真善

市岛 谅二

中谷 行宏

田川 徹平

桑原 洋纪

宫本 康雄

居轩 和也

野中 哲

铃木 晴久

吉永 繁高

吉田 裕[2]

谷口 浩和

关根 茂树

齐藤 丰[1]

唐秀芬　译

摘要●本文探讨了 76 例浅表型食管胃交界部癌（Siewert 分类 Ⅱ 型）患者的 76 个病灶的 ESD 治疗结果。ESD 适应证和治愈性切除标准依据胃癌治疗指南。整块切除率、完全切除率和治愈性切除率分别为 100%、82.9% 和 65.8%。术后出血率为 0，穿孔率为 2.6%，狭窄率为 92%。平均随访 6.4 年，治愈性切除病例中 49 例复发，尚无因原发疾病死亡病例。5 年无复发生存率、5 年总生存率和 5 年疾病特异性生存率分别为 100%、97.8% 和 100%。数据表明，ESD 治疗食管胃交界部癌，从技术手段上讲是得当的，从长期预后角度看，依据胃癌标准来判断内镜治疗的治愈性切除率是可行的。然而，由于病例数尚少，在淋巴结转移风险和 ESD 长期预后方面，尚需进一步获得循证医学方面的证据。

关键词　食管胃交界部癌　Barrett 食管癌　内镜下黏膜下层剥离术（ESD）

[1]国立がん研究センター中央病院内視鏡科
　〒104-0045 東京都中央区築地 5 丁目 1-1　E-mail : seabe@ncc.go.jp
[2]同　病理科

前言

　　近年来，欧美国家的 Barrett 食管癌和食管胃交界部癌发病率在升高[1-3]，至今为止日本尚未见像欧美国家那样的升高趋势，但由于年轻人 Hp 感染率低，同时胃食管反流病增加，恐怕今后食管胃交界部癌也会增加[4, 5]。

　　内镜下黏膜下层剥离术（endoscopic submucosal dissection，ESD）广泛应用于早期胃癌及浅表型食管鳞状细胞癌的治疗，无论病变部位和大小都有可能完全切除，并且，制定了相应的治愈性切除的判定标准，取得了良好的疗效。然而，在食管胃交界部癌方面病例数相对较少，在淋巴结转移风险、内镜切除的治愈性切除标准以及大宗数据的长期预后等方面，许多问题尚未明了。本文报道了作者所在医院浅表型食管胃交界部癌的内镜治疗结果。

对象和方法

　　2001 年 1 月—2011 年 10 月，在 110 例食管胃交界部癌患者的 110 个病变中，对 76 例患者的 76 个病变进行了 ESD 治疗。本文纳入的病例

表1 临床病理学特点 (*n* = 76)	
性别 (男∶女)	65∶11
平均年龄 (范围)	67.5岁 (39~88岁)
Barrett食管有无 (有∶无)	44∶32
肿瘤平均直径 (范围)	20mm (3~63mm)
肉眼分型	
0-Ⅰ/0-Ⅰ+Ⅱa/0-Ⅰ+Ⅱc	5
0-Ⅱa	30
0-Ⅱb	4
0-Ⅱc	31
0-Ⅱa+Ⅱc/0-Ⅱc+Ⅱa	6
主要组织类型	
分化型	74
未分化型	2
浸润深度	
M	50
SM (< 500μm)	11
SM (≥ 500μm)	15
血管浸润	
有	7
无	69
溃疡	
有	0
无	76

表2 ESD近期疗效 (*n* = 76)	
平均操作时间 (范围)	80min (20~480min)
整块切除率 (*n*)	100% (76)
完全切除率 (*n*)	82.9% (63)
治愈性切除率 (*n*)	65.8% (50)
分化型M癌 ≤2cm	(27)
分化型M癌 >2cm	(16)
分化型SM1癌 ≤3cm	(7)
迟发出血率 (*n*)	0 (0)
穿孔率 (*n*)	2.6% (2)
狭窄率 (*n*)	9.2% (7)

长期预后方面的5年无复发生存率、5年总生存率和5年疾病特异性生存率。

结果

纳入的76例患者的76个病变的临床病理学特点如**表1**所示。男性占多数,76例中44例为Barrett食管癌。在病理组织学方面,分化型癌74例,占绝大多数比例,其中8个病变局部伴有未分化型癌,2例未分化型癌都是混合癌。在浸润深度方面,M癌、SM1癌(< 500μm)和SM2癌(≥ 500μm)分别为50例、11例和15例,7个病变伴血管浸润,未见伴有溃疡的病变。

关于ESD近期疗效,整块切除率、完全切除率和治愈性切除率分别为100%、82.9%和65.8%。并发症方面,迟发出血率0,穿孔率2.6%,术后狭窄率9.2%,病情均在可以保守观察范围之内(**表2**)。

长期预后方面,平均随访时间6.4年(0~14.5年)。治愈性切除的50例中49例随访观察,1例浸润深度SM1的以分化型为主的混合癌追加外科手术,未见淋巴结转移(**图1**)。治愈性切除后随访观察的49例中未见复发和原发病相关死亡,5年无复发生存率、5年总生存率和5年疾病特异性生存率分别为100%、97.8%和100%(**图2**)。

在非治愈性切除的26例中,14例追加了外科手术,其中1例见淋巴结转移。术后随访中2

是从食管胃交界部算起,癌的中心部位于食管侧1cm和胃侧2cm范围内的病变,即Siewert分类Ⅱ型病变。食管胃交界部的判定依据食管癌处理规约中规定的食管下部栅状血管的下端为基准,判定栅状血管困难时以胃大弯侧纵行皱襞在口侧的终末点为标准[6]。作者所在医院对食管胃交界部癌ESD治疗的适应证、治愈性切除标准依据胃癌治疗指南进行,本文中定义的治愈性切除相当于指南中的"治愈性切除"或"扩大适应证治愈性切除"[7]。关于ESD后病理组织学检查,治愈性切除的病例原则上每年应进行1~2次内镜检查,扩大适应证治愈性切除的病例每年应进行1~2次内镜加上胸腹部CT检查。本文回顾性分析了ESD近期疗效方面的整块切除率、完全切除率、治愈性切除率、治疗时间和并发症,以及

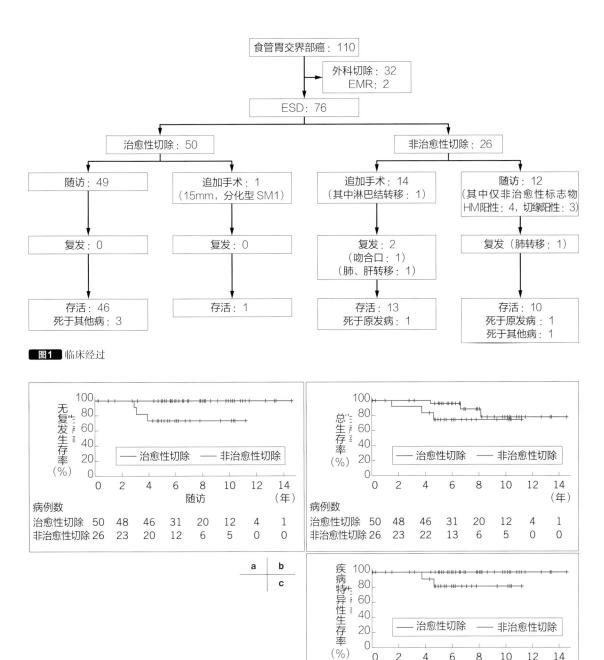

图1 临床经过

食管胃交界部癌：110

外科切除：32
EMR：2

ESD：76

治愈性切除：50

非治愈性切除：26

随访：49

追加手术：1
（15mm，分化型 SM1）

追加手术：14
（其中淋巴结转移：1）

随访：12
（其中仅非治愈性标志物
HM阳性：4，切缘阳性：3）

复发：0

复发：0

复发：2
（吻合口：1）
（肺、肝转移：1）

复发（肺转移：1）

存活：46
死于其他病：3

存活：1

存活：13
死于原发病：1

存活：10
死于原发病：1
死于其他病：1

图2 临床病例的生存率
a 无复发生存率。
b 总生存率。
c 疾病特异性生存率。

例复发。1 例追加手术切除，见淋巴结转移，ESD 3 年后发现吻合口复发，4.6 年后因原发病死亡。另外 1 例 ESD 2.9 年后出现肺和肝脏远隔脏器转移，目前化疗中。其他 12 例随访中，4 例仅见水平切缘非治愈性标志物检测阳性，3 例为切缘阳性的非治愈性切除的 M 癌病变，均未见复发；5 例高龄患者或因合并其他疾病或因拒绝手术，随访观察中，其中 1 例 ESD 3.1 年后发现肺转移，3.6 年后死于原发病（**图 1**）。非治愈性切除的 5 例中 5 年无复发生存率、5 年总生存

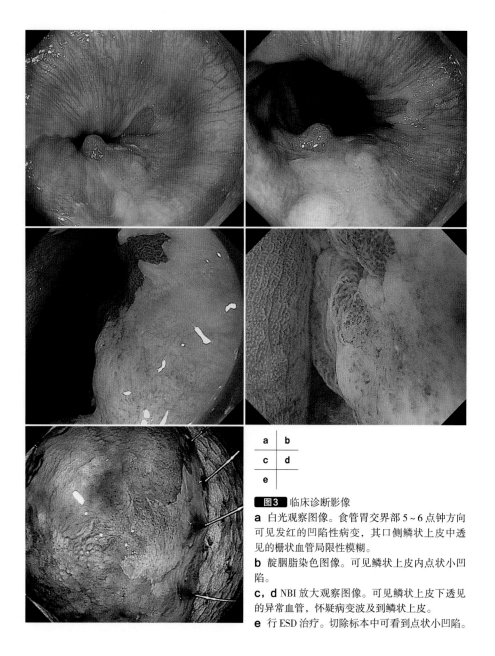

a	b
c	d
e	

图3 临床诊断影像

a 白光观察图像。食管胃交界部5~6点钟方向可见发红的凹陷性病变，其口侧鳞状上皮中透见的栅状血管局限性模糊。
b 靛胭脂染色图像。可见鳞状上皮内点状小凹陷。
c，d NBI放大观察图像。可见鳞状上皮下透见的异常血管，怀疑病变波及到鳞状上皮。
e 行ESD治疗。切除标本中可看到点状小凹陷。

率和5年疾病特异性生存率分别为87.0%、87.3%和91.1%（**图2**）。

病例

70多岁男性患者，经胃镜体检发现食管胃交界部病变，介绍到作者所在医院就诊。白光下观察，食管胃交界部5~6点钟方向见色调发红的凹陷性病变，其口侧的鳞状上皮区域见栅样血管局部纹理不清（**图3a**），靛胭脂染色见局部鳞状上皮呈小点状凹陷（**图3b**）。NBI（narrow band imaging）放大观察，可见鳞状上皮下透见的异常血管（**图3c，d**）。怀疑病变进展到鳞状上皮下方，在其口侧缘距病变远距离标记后做了ESD治疗（**图3e**）。病理组织学结果：鳞状上皮下方的黏膜固有层中可见腺管不规则扩张的腺癌，tub1 > tub2，18mm × 12mm，pT1a，UL（－），

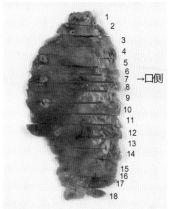

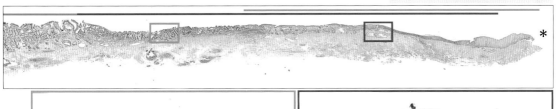

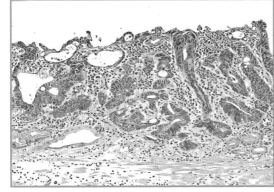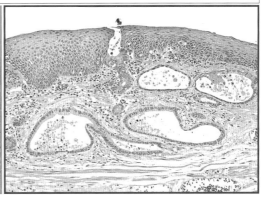

图3 （续）

f 切除标本的复原图。鳞状上皮下方可见高分化管状腺癌。

g 切片7的放大图像（HE染色）。绿线部位为非肿瘤黏膜，红线部位为腺癌分布区域，蓝线部位为鳞状上皮部分。腺癌进展到鳞状上皮下方，波及到口侧切缘（*）附近。

h 肿瘤部分（g图的蓝框内组织的高倍图，HE染色）。可见浓染的不规则肿大的胞核，由扭曲或融合的不规则腺体形成的增生的高－中分化型管状腺癌。

i 进展至鳞状上皮下方部分（g图的红框内组织的高倍图，HE染色）。腺癌进展至无明确异型的鳞状上皮下方，黏膜固有层内腺管不规则扩张，b1＞tub2，18mm×12mm，pT1a，UL（－），ly（－），v（－），pHM0，pVM0。为治愈性切除。

ly（－），v（－），pHM0，pVM0，为治愈性切除（**图3f~i**）。

讨论

对于早期胃癌和浅表型鳞状上皮细胞癌，ESD治疗正逐渐标准化，并取得了良好的近远期疗效，然而，食管胃交界部癌由于比食管癌和胃癌患病率低，目前尚未能有大宗数据呈现。本研究显示，ESD治疗食管胃交界部癌在技术方面是得当的，在判定为治愈性切除病例中，无复发病例和因原发病死亡者，显示出良好的长期预后。

对于食管胃交界部癌进行ESD治疗，从解剖学角度讲，由于操作空间狭小，容易受反流性食管炎影响、食管壁薄等原因，被认为是切除困难的部位。然而，在日本有多篇论文报道ESD治疗食管胃交界部癌取得了良好效果，临床安全性也较好，我们认为这是由于随着切除技术的进步和配件的开发，我们已经克服了技术上的困难，这一点毋庸置疑[8-14]。另外，对于 ESD 治疗食管胃交界部癌治愈性切除率的判定，其他报道和本研究一样，是以胃癌治疗指南为基准的，值得注意的是，治愈性切除率与胃癌 ESD 相比略低，为 60% ~ 84%[8-14]。

据推测，食管胃交界部癌治愈性切除率低的原因之一是其恶性度比胃癌高。Hoteya 等[15]报道，食管胃交界部癌与非交界部的胃癌相比，同样大小的病变 SM 浸润癌所占的比例高，并且血管浸润的比例也高。另外一个原因是术前诊断（浸润深度和水平进展范围诊断）困难。关于浸润深度诊断，Oda 等[16]对食管胃交界部癌的肉眼分型和浸润深度之间的关系进行了研究，结果表明 0-I 型食管胃交界部癌中 SM 浸润者较多。此外，诊断浸润深度时要考虑到病变的厚度和硬度，由于食管胃交界部在解剖学上是不易充分展开的部位，有时难以凭常规内镜或色素内镜对其浸润深度做出判断，特别是单纯镇静状态下内镜检查时做出评价更加困难。另外，在超声内镜诊断其浸润深度方面，May 等[17]报道，与食管腺癌相比，超声内镜对食管胃交界部癌的 SM 癌诊断能力低下，其主要原因是受其解剖学上结构的特殊性，包括食管末端疝囊样结构等影响。关于水平进展范围的诊断，正如本文报告的病例那样，食管胃交界部癌会向鳞状上皮侧呈水平方向进展，特别是当不露出表面而在鳞状上皮下层进展时，仅凭白光或色素内镜观察很难识别。此时采用 NBI 放大内镜观察会有帮助，据小山等[18]报道，Barrett 食管癌的鳞状上皮下层进展所见包括：SMT（submucosal tumor）增厚、鳞状上皮下方透见异常的血管以及鳞状上皮的小凹陷。高桥[19]等建议，ESD 治疗食管胃交界部癌时，距病变口侧边缘 1cm 标记，Nagami[20] 等也报道，ESD 时得益于确保在病变边缘 1cm 以外做标记，取得了较高的完全切除率。临床实际工作中，特别是诊断口侧病变范围时，需要采用如 NBI 放大内镜等手段进行详细观察，判定困难时在病变

以外的范围进行活检非常重要。

由于上述原因，考虑到术前诊断浸润深度困难，血管浸润率高，对于食管胃交界部癌，内镜下 ESD 整块切除后必须要进行详细的病理学讨论，为了正确评价血管浸润情况，必要时应追加免疫组化染色方法。然而，ESD 治疗食管胃交界部癌还存在一些问题，例如，由于病例数少，还不能充分了解淋巴结转移风险，内镜治疗后的治愈切除标准也还没有制定。在胃癌治疗指南以及胃 ESD/EMR（endoscopic mucosal resection）指南中，早期胃癌中血管浸润阴性的分化型 UL (−) M 癌，UL (−) 和 3cm 以下的分化型 UL (+) M 癌，3cm 以下的分化型 SM1 癌（< 500μm）和 2cm 以下的未分化型 UL (−) M 癌，淋巴结转移风险非常低，被作为内镜治疗的扩大适应证[7, 21]。同样有人报道参照胃癌治疗指南确定食管胃交界部癌的内镜治疗术前适应证和治愈性切除标准，治愈性切除或相当于扩大适应证治愈性切除的病变得到了良好的长期预后结果[8, 10, 12, 13, 15, 20]。然而，把胃癌治愈性切除的判定标准嫁接到背景黏膜不同的包括 Barrett 食管癌在内的食管胃交界部癌来使用是否可行，还不清楚。另外，在食管癌的诊断治疗指南中，T1a-LPM 以内的病变是内镜治疗绝对适应证，T1a-MM ~ T1b-SM1（未达黏膜肌层下200μm）以内的病变是相对适应证，如果依照食管癌的治愈性切除标准，有些病例会被判定为非治愈性切除，这一点应该注意。近年来，EAST group（Japan Esophagogastric Junctional and Esophageal Adenocarcinoma Study Group）根据研究，报道了浅表型食管胃交界部癌和食管腺癌淋巴结转移的风险因素[22]。其详细内容另外登载，不过关于内镜治疗浅表型食管胃交界部癌的术前适应证以及治愈性切除标准，可以采用胃癌的 ESD 标准来判定，这一点有重要的理论数据为基础。

结语

本研究表明，ESD 治疗食管胃交界部癌技术得当，从长期预后来看，内镜治疗的治愈性切

除标准可以参照胃癌标准执行，然而，由于病例数少，关于淋巴结转移风险因素的研究以及 ESD 长期预后等问题，尚需积累包括前瞻性研究在内的病例，并要进一步获得循证医学方面的证据。

参考文献

[1] Parfitt JR, Miladinovic Z, Driman DK. Increasing incidence of adenocarcinoma of the gastroesophageal junction and distal stomach in Canada—an epidemiological study from 1964-2002. Can J Gastroenterol 20:271-276, 2006

[2] Siegel R, Naishadham D, Jemal A. Cancer statistics, 2013. CA Cancer J Clin 63:11-30, 2013

[3] Buas MF, Vaughan TL. Epidemiology and risk factors for gastro-esophageal junction tumors: understanding the rising incidence of this disease. Semin Radiat Oncol 23:3-9, 2013

[4] Kusano C, Gotoda T, Khor CJ, et al. Changing trends in the proportion of adenocarcinoma of the esophagogastric junction in a large tertiary referral center in Japan. J Gastroenterol Hepatol 23:1662-1665, 2008

[5] 山田真善, 九嶋亮治, 小田一郎, 他. Barrett 食管癌と食管·胃交界部癌の時代的変遷と *H. pylori* 感染. 胃と腸 46:1737-1749, 2011

[6] 日本食管学会. 食管癌取扱い規約, 第11版, 金原出版, 2015

[7] 日本胃癌学会. 胃癌治療ガイドライン医師用2014年5月改訂, 第4版. 金原出版, 2014

[8] Yoshinaga S, Gotoda T, Kusano C, et al. Clinical impact of endoscopic submucosal dissection for superficial adenocarcinoma located at the esophagogastric junction. Gastrointest Endosc 67:202-209, 2008

[9] Kakushima N, Yahagi N, Fujishiro M, et al. Efficacy and safety of endoscopic submucosal dissection for tumors of the esophagogastric junction. Endoscopy 38:170-174, 2006

[10] Imai K, Kakushima N, Tanaka M, et al. Validation of the application of the Japanese curative criteria for superficial adenocarcinoma at the esophagogastric junction treated by endoscopic submucosal dissection: a long-term analysis. Surg Endosc 27:2436-2445, 2013

[11] Hirasawa K, Kokawa A, Oka H, et al. Superficial adenocarcinoma of the esophagogastric junction: long-term results of endoscopic submucosal dissection. Gastrointest Endosc 72:960-966, 2010

[12] Omae M, Fujisaki J, Horiuchi Y, et al. Safety, efficacy, and long-term outcomes for endoscopic submucosal dissection of early esophagogastric junction cancer. Gastric Cancer 16:147-154, 2013

[13] Yamada M, Oda I, Nonaka S, et al. Long-term outcome of endoscopic resection of superficial adenocarcinoma of the esophagogastric junction. Endoscopy 45:992-996, 2013

[14] Gong EJ, Kim do H, So H, et al. Clinical Outcomes of Endoscopic Submucosal Dissection for Adenocarcinoma of the Esophagogastric Junction. Dig Dis Sci 61:2666-2673, 2016

[15] Hoteya S, Matsui A, Iizuka T, et al. Comparison of the clinicopathological characteristics and results of endoscopic submucosal dissection for esophagogastric junction and non-junctional cancers. Digestion 87:29-33, 2013

[16] Oda I, Abe S, Kusano C, et al. Correlation between endoscopic macroscopic type and invasion depth for early esophagogastric junction adenocarcinomas. Gastric Cancer 14:22-27, 2011

[17] May A, Gunter E, Roth F, et al. Accuracy of staging in early oesophageal cancer using high resolution endoscopy and high resolution endosonography: a comparative, prospective, and blinded trial. Gut 53:634-640, 2004

[18] 小山恒男, 友利彰寿, 高橋亜紀子. Barrett 食管癌の内視鏡診断—拡大内視鏡を併用した側方範囲診断. 胃と腸 46:1836-1842, 2011

[19] 高橋亜紀子, 小山恒男, 友利彰寿. 食道胃交界部腺癌の NBI 拡大観察による診断. 胃と腸 44:1164-1174, 2009

[20] Nagami Y, Machida H, Shiba M, et al. Clinical Efficacy of Endoscopic Submucosal Dissection for Adenocarcinomas of the Esophagogastric Junction. Endosc Int Open 2:E15-20, 2014

[21] Ono H, Yao K, Fujishiro M, et al. Guidelines for endoscopic submucosal dissection and endoscopic mucosal resection for early gastric cancer. Dig Endosc 28:3-15, 2016

[22] Ishihara R, Oyama T, Abe S, et al. Risk of metastasis in adenocarcinoma of the esophagus: a multicenter retrospective study in a Japanese population. J Gastroenterol 2016

Summary

Short- and Long-term Outcomes of ESD (Endoscopic Submucosal Dissection) for Superficial Esophagogastric Junction Cancer

Seiichiro Abe[1], Ichiro Oda, Masayoshi Yamada, Ryoji Ichijima, Yukihiro Nakatani, Teppei Tagawa, Hiroki Kuwabara, Yasuo Miyamoto, Kazuya Inoki, Satoru Nonaka, Haruhisa Suzuki, Shigetaka Yoshinaga, Hiroshi Yoshida[2], Hirokazu Taniguchi, Shigeki Sekine, Yutaka Saito[1]

This retrospective study investigated short- and long-term outcomes of ESD (endoscopic submucosal dissection) for superficial EGJ (esophagogastric junction) cancer. The clinical indication of ESD and the criteria of curative resection were based on the Japanese gastric cancer treatment guidelines. In total, 78 patients with 76 superficial EGJ cancers were included in this study. The en bloc resection rate, R0 resection rate, and curative resection rate were 100%, 82.8%, and 65.8%, respectively. Delayed bleeding, perforation, and post-ESD stricture occurred in 0%, 2.6%, and 9.8% of the cases, respectively ; however, all complications could be managed conservatively. None of the 49 patients who underwent curative resection, and who were followed up without any additional surgeries, developed any recurrence during a median follow-up period of 6.4 years (0-14.5). The 5-year recurrence-free survival rate, overall survival rate, and disease-specific survival rate were 100%, 97.8%, and 100%, respectively. This study showed the clinical feasibility and favorable long-term outcomes of ESD for superficial EGJ cancers. Further multicenter prospective studies are warranted to confirm our results and provide clinical evidences.

[1] Endoscopy Division, National Cancer Center Hospital, Tokyo
[2] Pathology Division, National Cancer Center Hospital, Tokyo

浅表型食管胃交界部癌外科切除的现状和课题

黑川 幸典[1]

桥本 直佳

田中 晃司

宫崎 安弘

牧野 知纪

高桥 刚

山崎 诚

中岛 清一

泷口 修司

森 正树

土岐 祐一郎

李鹏　译

摘要●食管胃交界部癌，因为存在纵隔侧和腹侧的双向淋巴循环，因此需要对纵隔淋巴结和腹腔淋巴结进行双重清扫。以日本进行的多机构共同研究的结果为基础制定的处理方案，对于胃侧为中心的浅表型食管胃交界部癌，需要进行充分的腹腔淋巴结清扫，对于以食管侧或食管胃交界处上方为中心的肿瘤，组织类型为腺癌的情况下，需要进行腹腔淋巴结和下纵隔淋巴结的清扫，对于组织类型为扁平上皮癌的情况，还要再追加中纵隔淋巴结的清扫。现在，日本胃癌学会和日本食管癌学会在共同进行着临床试验，期待能够以更准确的数据为基础来进行清扫范围的确定。

关键词　食管胃交界部癌　浅表型　淋巴结清扫　右开胸　经裂孔

[1] 大阪大学大学院医学系研究科外科学講座消化器外科学
〒565-0871吹田市山田丘2-2　E-mail：ykurokawa@gesurg.med.osaka-u.ac.jp

前言

食管胃交界部癌，虽然近年来有增多的趋势，但同胃癌和食管癌相比，仍属于非常少见的疾病，所以临床试验的循证也较少，目前的治疗方针仍有很多不明确的问题。本文对浅表型食管胃交界部癌的外科切除适应证、手术方式、淋巴结清扫范围的现状进行概述，并介绍作者所在医院的2例浅表型食管胃交界部癌的病例。

浅表型食管胃交界部癌的外科切除适应证

没有发生远处转移的浅表型食管胃交界部癌，不适合内镜下黏膜下层剥离术（endoscopic submucosal dissection，ESD）的病例，都属于外科切除的适应证范围。一般食管胃交界部癌的淋巴结转移率高，且存在纵隔侧和腹侧的双向淋巴循环，因此必须进行纵隔淋巴结和腹腔淋巴结的双向清扫。关于清扫范围，根据日本胃癌学会和日本食管癌学会联合工作组进行的多中心共同研究后的分析结果，制定了处理方案（**图1**）[1]。根据此处理方案：对于胃侧为中心的浅表型食管胃交界部癌，需要进行充分的腹腔淋巴结清扫；对于以食管侧或食管胃交界部上方为中心的病变，在组织类型为腺癌的情况下，需要进行腹腔淋巴结和下纵隔淋巴结的清扫；对于组织类型为扁平上皮癌的情况，还要再追加中纵隔淋巴结的清扫。

另外，关于手术的入路问题，有右开胸入路、左开胸入路、经裂孔入路3种。日本进行的关于食管胃交界部癌的随机对照试验（JCOG 9502），否定了左侧开胸入路的意义[2, 3]，现在

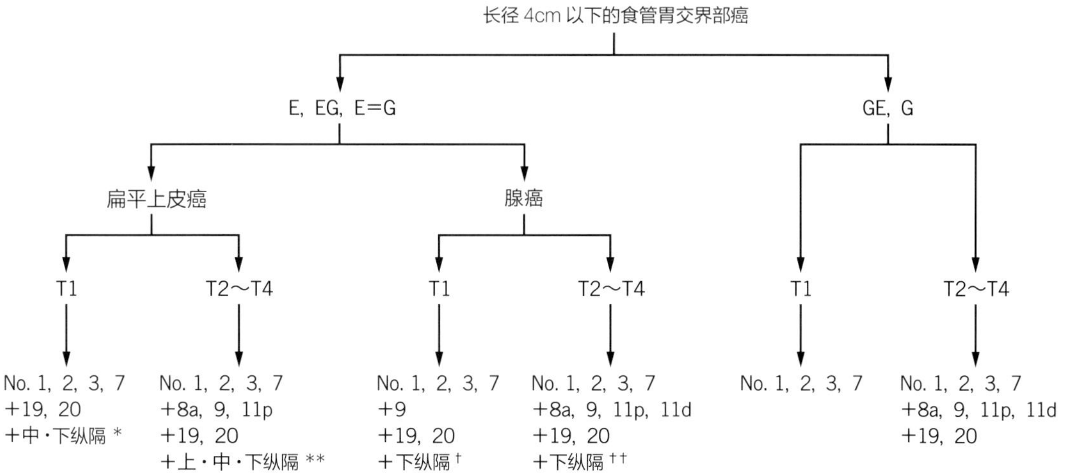

长径 4cm 以下的食管胃交界部癌

E, EG, E=G | GE, G

扁平上皮癌 | 腺癌

T1 | T2～T4 | T1 | T2～T4 | T1 | T2～T4

No. 1, 2, 3, 7
+19, 20
+中·下纵隔 *

No. 1, 2, 3, 7
+8a, 9, 11p
+19, 20
+上·中·下纵隔 **

No. 1, 2, 3, 7
+9
+19, 20
+下纵隔 †

No. 1, 2, 3, 7
+8a, 9, 11p, 11d
+19, 20
+下纵隔 ††

No. 1, 2, 3, 7

No. 1, 2, 3, 7
+8a, 9, 11p, 11d
+19, 20

图1 肿瘤直径在 4cm 以下的食管胃交界部癌的淋巴结清扫方案

*：上纵隔的转移概率低，清扫的意义不明确。，**：颈部清扫的频率不高，清扫的意义不明确。但是，清扫淋巴结转移阳性的病例的长期生存也是今后研究的课题。†：有关 **E＝G** 的裂孔周围和下纵隔的清扫频率和转移概率都不高。††：颈部、上、中纵隔的清扫频率不高，清扫的意义不明确。

〔日本胃癌学会（编）. 胃癌治療ガイドライン，第 4 版. 金原出版，2014 より引用〕

对浅表型食管胃交界部癌多采用右开胸入路和经裂口入路。右开胸入路同食管癌根治术的入路，对于浅表型食管胃交界部癌，不行上纵隔淋巴结清扫的医疗机构很多。

腹腔内淋巴结，对于 No.1，2，3，7，9，19，20 淋巴结清扫是有意义的，肿瘤直径超过 4cm 的话，还需要对 No.8a，11p 进行清扫。但是，贲门侧的胃切除也可能对这些淋巴结进行清扫，而对于食管胃交界部癌，以淋巴结清扫为目的而进行全胃切除是没有意义的。

浅表型食管胃交界部癌的外科切除的实例

[**病例 1**] 右侧开胸食管次全切除术。

患　者：40 岁，男性。

主　诉：无。

现病史：以体检为目的而进行了上消化道内镜检查（esophagogastroduodenoscopy，EGD），发现了食管下部的平坦型隆起性病变。活检的病理诊断是 adenocarcinoma（tub1-2），因此以精查加治疗为目的到作者所在科室就诊。

胃镜所见　距门齿 30cm 至食管胃交界部，可见全周性 LSBE（long segment Barrett's esophagus）（**图 2a**），距门齿 37～39cm 的食管下部前壁可见顶部有些凹陷的 0–Ⅱa 病变和与其口侧相连续的 0–Ⅱb 病变（**图 2b**）。NBI（narrow band imaging）结合放大观察可以看到 demarcation line，0–Ⅱa 隆起病变的凹陷处可见 absent MS（micro surface）pattern 和 irregular MV（microvascular）pattern（**图 2c**）。超声内镜（endoscopic ultrasonography，EUS）检查可见隆起部分的第 3 层菲薄化，诊断浸润深度为 SM（**图 2d**）。

胸腹部造影 CT 所见　未发现原发病灶，没有看到有意义的淋巴结肿大和远处转移。

术前诊断　Siewert 分类 Type Ⅰ 食管胃交界部癌（Barrett 食管癌），cT1b，N0，M0，cStage ⅠA。

手术方式　右开胸入路的食管次全切除，胃管重建的胸腔内高位吻合，2 区域淋巴结（No. 1，2，3a，7，8a，9，11p，19，20，105，106recL/ R，107，108，109L / R，110，111，112）清扫。

病理组织学所见　tubular adenocarcinoma，Type0–Ⅱb＋Ⅱa，tub1 ＞ tub2，pT1a（M），ly0，v0，pN0（0/23），pPM0，pDM0，pStage ⅠA。诊断为食管上皮转变为腺管结构的 Barrett 食管癌（**图3**）。

术后经过　无并发症，术后 19 日出院，目前术后 12 个月，无复发，生存中。

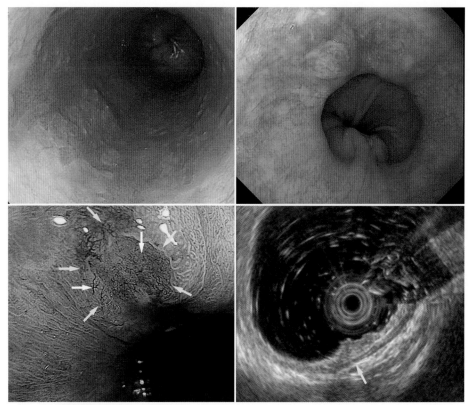

a	b
c	d

图2 [**病例1**] 内镜所见

a 普通内镜图像。距门齿 30cm 至食管胃交界处，可见全周性 LSBE。

b 普通内镜图像。距门齿 37-39cm 的食管下部前壁可见顶部有些凹陷的 0-Ⅱa 病变和与其口侧相连续的 0-Ⅱb 病变。

c NBI 结合放大内镜图像 demarcation line（黄色箭头）。0-Ⅱa 隆起病变的凹陷处可见 absent MS（micro surface）pattern 和 irregular MV（microvascular）pattern（白色箭头）。

d EUS 图像。隆起部分的第 3 层菲薄化，诊断浸润深度为 SM（黄色箭头）。

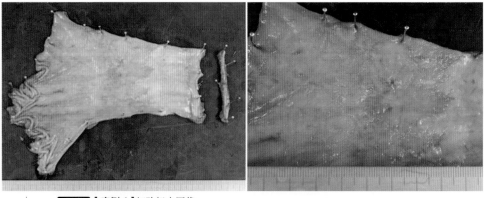

a	b

图3 [**病例1**] 切除标本图像

可见 Barrett 食管内的 10mm×10mm 大小的 0-Ⅱa+Ⅱb 病变。

[**病例2**] 经裂孔的下部食管切除 + 贲门侧胃切除病例。

患　者：50 岁，男性。

主　诉：无。

现病史：以体检为目的而进行了上消化道内镜检查（EGD），发现食管胃交界部 0-Ⅱa+Ⅱc 病变。活检的病理诊断是 adenocarcinoma（tub1-2），因此以精查加治疗为目的到我科就诊。

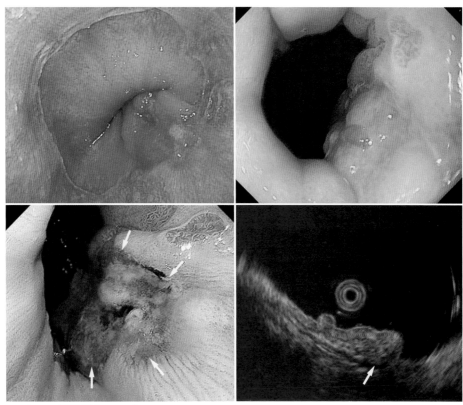

a	b
c	d

图4 [病例2]内镜所见

a, b 普通内镜图像。从食管胃交界部上方直到胃侧的右侧后壁可见 0-Ⅱa+Ⅱc 病变。

c NBI 结合放大内镜图像。境界清楚的 demarcation line（黄色箭头），irregular MS pattern 和 irregular MV pattern。

d EUS 图像。可见第 3 层受到浸润（黄色箭头），诊断浸润深度为 SM。

胃镜所见 从食管胃交界部上方直到胃侧的右侧后壁可见 0-Ⅱa+Ⅱc 病变（**图 4a，b**）。NBI 结合放大观察可以看到 demarcation line，irregular MS pattern 和 irregular MV（microvascular）pattern（**图 4c**）。超声内镜（endoscopic ultrasonography，EUS）检查可见第 3 层受到浸润，诊断浸润深度为 SM（**图 4d**）。

胸腹部造影 CT 所见 未发现原发病灶，没有看到有意义的淋巴结肿大和远处转移。

术前诊断 Siewert 分类 Type Ⅱ 食管胃交界部癌，cT1b，N0，M0，cStage ⅠA。

手术方式 腹腔镜辅助下贲门侧胃切除、下部食管切除，双管重建，D1+淋巴结（No. 1，2，3a，7，8a，9，11p，19，20，105，106recL/R，107，108，109L/R，110，111，112）清扫。

病理组织学所见 tubular adenocarcinoma，Type 0-Ⅱa+Ⅱc，tub2 > tub1，pT1b2（SM2），ly1，v1，pN1（1/24），pPM0，pDM0，pStage ⅠB。发现 No. 3a 淋巴结转移（**图 5**）。

术后经过 无并发症，术后 16 日出院。

浅表型食管胃交界部癌的外科切除的课题

浅表型食管胃交界部癌的外科切除的课题是：推荐的淋巴结清扫范围和与之相适应的标准还没有确立。之前提到的日本胃癌学会和日本食管癌学会联合工作组的提案，对肿瘤直径 4cm 以下的食管胃交界部癌的淋巴结转移比例的数据进行了解析，根据医疗设施和病例而导致淋巴结清扫的差异，不能计算出正确的淋巴结转移比例

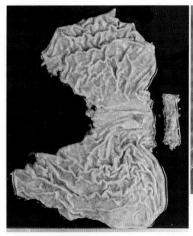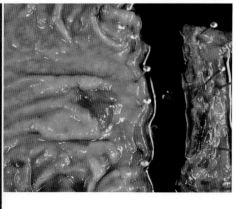

图5 【病例2】切除标本图像
可见食管胃交界部上方15mm×13mm大小的0-Ⅱa+Ⅱc病变。

和清扫效果。目前，日本胃癌学会和日本食管癌学会在共同进行临床试验，希望可以根据此来决定推荐的淋巴结清扫范围。但是，这个临床试验是以cT2更深的食管胃交界部癌为对象的，浅表型食管胃交界部癌被推荐的淋巴结清扫范围，则是更进一步的课题。

另外，即使在淋巴结清扫范围确定的情况下，腹腔内淋巴结尚且不论，推荐进行纵隔内淋巴结清扫的方法也还没有确立。经裂孔入路的情况下，为降低手术的创伤而不进行开胸，经裂孔看到的视野范围非常小，这样进行纵隔淋巴结的清扫和食管吻合时的视野都是有限的。特别是，在下纵隔内发生缝合不全的情况下，由于引流是很困难的，有时会引起致死性结局，因此需要特别注意。另一方面，开胸的情况下容易进行纵隔内淋巴结清扫，也容易发生呼吸系统的并发症，术后生活质量（QOL）低下，这些问题被列举出来 [3-5]。不管采取何种方式，近年来腹腔镜和胸腔镜的手术正在普及，具有在微创的基础上拥有良好的视野、使淋巴结清扫成为可能等诸多优点。但是，食管胃交界部癌的镜下手术和通常的胃癌的镜下手术相比要困难很多，如果由不具备充分的镜下手术经验的术者进行手术，则是非常危险的。

结语

针对浅表型食管胃交界部癌目前的外科切除适应证、手术方式、淋巴结清扫进行了概述，并对2例病例进行了分析。近年来，在日本逐渐增多的食管胃交界部癌的治疗效果和通常的胃癌相比不理想，适当的淋巴结清扫范围也还不明确。今后，不仅是胃癌和食管癌，而且还有食管胃交界部癌也需要各自进行循证医学的构筑，外科治疗的进一步发展是有必要的。

参考文献
[1] 日本胃癌学会（编）. 胃癌治疗ガイドライン，第4版. 金原出版，2014
[2] Kurokawa Y, Sasako M, Sano T, et al. 10-year follow-up results of a randomized clinical trial comparing left thoracoabdominal and abdominal-transhiatal approaches to total gastrectomy for adenocarcinoma of the esophagogastric junction or gastric cardia. Br J Surg 102:341-348, 2015
[3] Sasako M, Sano T, Yamamoto S, et al. Left thoracoabdominal approach versus abdominal-transhiatal approach for gastric cancer of the cardia or subcardia：a randomized controlled trial. Lancet Oncol 7:644-651, 2006
[4] Hulscher JB, van Sandick JW, de Boer AG, et al. Extended transthoracic resection compared with limited transhiatal resection for adenocarcinoma of the esophagus. N Engl J Med 347:1662-1669, 2002
[5] Kurokawa Y, Sasako M, Sano T, et al. Functional outcomes after extended surgery for gastric cancer. Br J Surg 98:239-245, 2011

Summary

Surgical Treatment for Superficial Esophagogastric Junction Cancer

Yukinori Kurokawa[1], Tadayoshi Hashimoto,
Koji Tanaka, Yasuhiro Miyazaki,
Tomoki Makino, Tsuyoshi Takahashi,
Makoto Yamasaki, Kiyokazu Nakajima,
Shuji Takiguchi, Masaki Mori,
Yuichiro Doki

Esophagogastric junction cancer entails two directions of lymphatic flow toward the mediastinum and the abdomen ; therefore, both the mediastinal and abdominal lymph nodes should be dissected. The results of a multi-institutional retrospective study in Japan suggest an algorithm showing the fields of lymph node dissection for esophagogastric junction cancer as follows : abdominal nodes for superficial tumors with the center of the tumor located below the esophagogastric junction ; abdominal and lower mediastinal nodes for superficial adenocarcinoma with the center of the tumor located on or above the esophagogastric junction ; and abdominal and lower/middle mediastinal nodes for superficial squamous cell carcinoma. A multi-institutional prospective study is ongoing in Japan with the collaboration of the Japanese Gastric Cancer Association and the Japan Esophageal Society, which will lead to the establishment of the field of lymph node dissection based on more accurate data for patients with esophagogastric junction cancer.

[1] Department of Gastroenterological Surgery, Osaka University Graduate School of Medicine, Suita, Japan

座谈会

浅表型食管胃交界部癌的处理

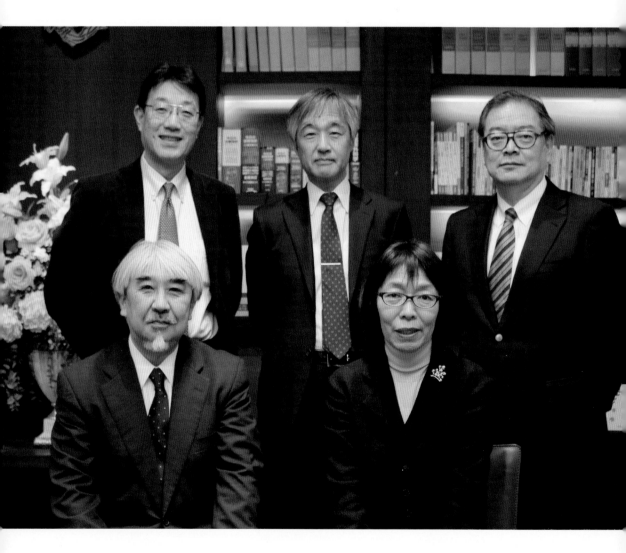

〔主持〕**小野 裕之**
静冈县立癌中心内镜科

〔主持〕**小山 恒男**
佐久综合医疗中心内镜科

濑户 泰之
东京大学消化外科

大仓 康男
PCL日本病理·细胞诊断中心

藤崎 顺子
癌研有明病原消化中心

林香春　译

小山 本次座谈会的主题为"浅表型食管胃交界部癌的处理"。由我和小野医生担任主持。讨论的话题首先是浅表型食管胃交界部癌的内镜筛查及诊断、鉴别诊断，然后从病理学角度讨论其特征，尤其是要重新认识 SM1 的定义。最后从外科的角度讨论浅表型食管胃交界部癌手术方法的现状及问题。那么，现在开始讨论。

浅表型食管胃交界部癌的内镜筛查

小野 看来众多的临床医生想了解的是浅表型食管胃交界部癌的筛查方法。发现病变还是要以内镜检查为主，但我认为在检查中如何发现病变是最重要的。因此希望癌研有明病院的藤崎医生介绍内镜检查发现浅表型食管胃交界部癌的方法和技术。

藤崎 由于 Barrett 食管癌 80% 的病变位于插入内镜时的右侧壁 0 ~ 6 点钟方位，因此发现 Barrett 食管癌重要的是要首先关注右侧壁。反流性食管炎也常常发生于右侧壁，鉴别反流性食管炎和腺癌是（发现病变后的）下一阶段的任务，对于发现病变来讲，关注右侧壁是重要的。另外一旦将胃镜插入到胃内后绝对不会拍摄到与插入内镜时相同的图像，因此在插入内镜一开始仔细观察食管胃交界部（esophagogastric junction，EGJ）附近是重要的。在患者不能进行深呼吸配合时，在刚插入内镜时立即关注右侧壁有可能发现病变。一旦胃内有空气进入，在拔出内镜时观察往往得不到与插入时相同的图像。

小野 "关注右侧壁"是经常被提及的，但是有两种意见：一种认为从技术上来讲右侧壁是在插入内镜时容易观察到的部位，因此病变容易被发现；另外一种认为原发病灶本身就是右侧壁居多。您认为哪一种正确呢？

藤崎 对于有病变的病例进行探讨的结果显示80% 位于右侧壁。对于右侧壁的贲门癌进行研究发现一半以上位于小弯侧 – 大弯侧的右侧壁。

小野 也就是说我们可以认为实际的病变位于右

侧壁的多，是吗？

藤崎 是的。另外我们对于反流的方位与病变的位置关系进行了研究，确实是在 0 ~ 6 点钟方向存在反流的患者病变位于右侧壁的居多。采用 8 通道 pH 监测检查反流方位显示左侧壁存在 LSBE（long segment Barrett's esophagus）等病变的人反流方位也位于左侧壁。因此我们推测病变位置与反流的方位有相关性。

小野 原来如此。为了发现病变要关注右侧壁解释得非常清楚了。但是在医疗现场最近常用镇静下的检查，我过去曾经被小山医生呵斥"看完右侧壁再给镇静！"（笑），在实际的临床检查中经常做镇静吧。

藤崎 是的，在镇静状态下是不能进行深呼吸的。

小野 那么，在不能深呼吸时如何做呢？

藤崎 在不能深呼吸配合时，首先在插入内镜时要配合患者的呼吸（节律）进行观察，这样在插入内镜时能够观察到病变。要放弃先插入胃内后再观察食管的想法，在插入内镜时配合患者的呼吸进行观察的方法在镇静下检查中是有效的。

小野 小山医生有什么其他的要点吗？

小山 镇静后虽然不能利用深呼吸，但在呼气时由于纵隔负压使食管腔伸展，因此在吸气时观察是要点。（胃镜）检查时，为了发现鳞状细胞癌，常常一边打气一边观察，当内镜进到食管下段时，胃内往往会注满空气使 EGJ 移向胃侧造成观察困难。这种情况下可以将内镜插入胃内，抽出空气后再次回到食管打气观察，这也是一种方法。

小野 这样说来，发现病变的要点有两个：其一是藤崎医生提出的在插入内镜时要以右侧壁为中心的确切的观察；其二是小山医生提出的当胃内注入过量空气时，先抽出胃内空气后再次观察食管。

小山 并不是在观察完胃内后进行食管观察，而是要将胃内空气吸出后再一次尝试食管观察。

小野 明白了，是采用这样的方法来发现病变的，谢谢！

浅表型食管胃交界部癌的内镜诊断

小野 下面是有关内镜诊断。当发现食管胃交界部癌时，是否能够鉴别是贲门癌还是 Barrett 食管癌？我们首先在实际工作中如何诊断贲门癌还是 Barrett 食管癌，是否能够做出诊断？针对这两点来提问。

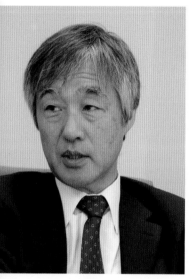

小山 恒男

藤崎 是否为 Barrett 食管癌集中在能否识别到纵行血管网。在反流性食管炎等情况下纵行血管网看不清楚，我认为在纵行血管网看不清楚时，就当作食管胃交界部癌（处理），似乎没有必要区分。

小野 实际上很多时候不能识别到纵行血管网。在日本，LSBE 病例数少，诊断 Barrett 食管时纵行血管很多情况下是看不清楚的，经常会在切除病变后病理诊断才知道是 Barrett 食管癌，（那么）从内镜诊断上不做区分是否也可以呢？

藤崎 我认为只能是作为食管胃交界部癌来应对。

小野 小山医生也认为不需要区分吗？

小山 对于非常短的 Barrett 食管不区分也可以，但是对于以厘米为长度单位的 SSBE（short segment Barrett's esophagus）还是应该明确区分的，我认为（疾病的）风险还是不同的。

小野 以厘米为长度单位的 Barrett 食管的纵行血管在一定程度上能够得到确认吗？

小山 如果有以厘米为长度单位的 Barrett 食管，用胃皱襞的上缘也是可以判断的。

小野 有时候胃皱襞的上缘位于较远端，即存在疝。皱襞上缘距病变相当远的被认为是贲门癌，但是从诊断标准上看最终却是 Barrett 食管癌，在这种情况下会引起（医生）困惑。

小山 还有就是相对专业内容，SSBE 存在特征性的萎缩，这在白光成像（white light imaging，WLI）下观察是可以看清楚的，因此即使纵行血管不明显，参考表面结构也可以明确为 Barrett 食管。

小野 也就是说不做 NBI（narrow band imaging）放大观察也可以吗？

小山 在普通的 WLI 下观察就可以确认。

小野 确实，是否是 Barrett 食管有时候是非常不好明确的，但是对于 1～2cm 病变尽量区分是否为 Barrett 食管癌好一些，是这样吧？

小山 我认为欧美内镜医生不承认的 2～3mm 病变反倒可能是没有意义的。

小野 比如内镜医生告知的"在 Barrett 上皮上取的活检"标本中出现柱状上皮时，病理医生常常会诊断为 Barrett 食管癌，但到底能否鉴别是 Barrett 食管癌还是贲门癌呢？如果不巧不是在 Barrett 食管而是在胃侧取了活检，也可以取到圆柱状上皮吧。

大仓 不能单凭柱状上皮就确认 Barrett 食管，这与贲门腺及萎缩的胃底腺的鉴别一样也是困难的。如果在活检组织中确认存在食管固有腺导管，则可以确诊。双层黏膜肌层是不容易看到的，因此活检很少能确定 Barrett 上皮。有时候病理医生会结合临床诊断 Barrett 上皮。

小野 如果这样，是诊断 Barrett 食管癌还是贲门癌是非常微妙的。但是最近有一流派将食管胃交界部癌作为一个大的类别，对于到底诊断为 Barrett 食管癌还是贲门癌，我的苦恼也就减少了。

浅表型食管胃交界部癌的浸润深度诊断

小野 实际上，在发现了食管胃交界部癌后浸润深度的诊断是个问题。与食管、胃的贲门部等其他部位比较，这个食管胃交界部癌浸润深度的诊断要点是什么？

藤崎 浸润深度的诊断是非常困难的，常常比预想的深。不做深吸气就不能做详细的观察也是造成浸润深度诊断困难的原因之一。在不深吸气的情况下，NBI 放大观察时观察到粗大血管也是辅助浸润深度诊断的方法。EUS（endoscopic ultrasonography）也是难以诊断到正确的部位。

小野 是的，EGJ 的 EUS 是很难的。

藤崎 因此，我认为无论使用什么样的手段，常常不能做出浸润深度的诊断。这次我们将食管胃交界部癌分为食管癌和胃癌进行总结，发现食管癌、食管腺癌的 SM 癌比例非常高。这样的结果提示在浸润深度的诊断上使用 NBI 放大观察来辅助诊断可能也是一个方法。

小野 也就是浸润深度的诊断困难，多比预想的浸润深度深，小山医生认为呢？

小山 浸润深度判断过深的情况少见，但是存在。我认为要避免浸润深度诊断错误造成过度手术，因此对于不能确定（浸润深度）的病变要先进行诊断性 ESD（endoscopic submucosal dissection）更安全。

小野 我也这样认为。诊断浸润深度特别困难的是食管胃交界部癌，即使在胃等（其他）部位，SM 癌的诊断准确率在 60% 左右，不通过内镜下切除有时候弄不明白。因此，对于食管胃交界部癌做诊断性切除的想法是重要的。那么，作为外科医生，针对食管胃交界部癌希望内镜医生做出什么样的诊断呢？有请濑户医生。

濑户 基本上基于《胃癌治疗指南（第 4 版）》刊登的原则进行判断，这是根据对 ≤ 4cm 的肿瘤进行的回顾性研究的结果暂定的原则，意义是重要的。指南首先将食管胃交界部癌分类为浸润到黏膜下层还是固有肌层，因此浸润深度的诊断是重要的。我认为对有些病例为了不做不必要的手术，诊断性 ESD 的意义是非常大的。

小野 对于食管胃交界部癌进行 ESD 不会造成

外科手术困难吗？

濑户 不会。

小山 确实，我们是以 T1 范围的病变为对象，不会对 T2 尝试 ESD。

濑户 但是，能做出局限于黏膜内可以 ESD 治愈或存在黏膜下层浸润有淋巴结转移的风险的判断，这样的认知是非常重要的。

小野 对于外科医生来讲重要的信息是浸润深度吧？

濑户 我认为是这样。

小野 （范围）进展的程度不会有太大的偏差吗？

濑户 内镜下对于病变范围可以做出充分的诊断，因此口侧断端和肛侧断端一般不会出现问题。

小野 但是存在鳞状上皮下进展的问题。小山医生，鳞状上皮下进展大概有多少？

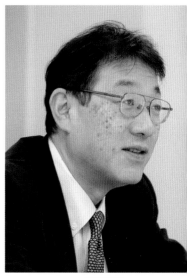

小野 裕之

小山 在佐久医疗中心最长 10cm。如果癌接近 SCJ（squamo-columnar junction），（我们）常规在 SCJ 口侧 1cm 进行标记。在长轴方向切长一些不会造成狭窄，因此考虑到风险，将 1cm 作为安全边界是不是一个有效的新方法呢？当然做醋酸染色和放大观察来观察表面结构及血管形态是重要的，但是仍然不是 100%（准确），因此预先采用 1cm 的安全边界是重要的。

小野 重要的是先进行认真的观察，在此基础上一定要取 1cm 的安全边界，是这样吧？

小山 我是这样要求的。

小野 有可能有很多医院不采取 1cm 的安全边界。对于鳞状上皮下进展的诊断及治疗在癌研有明医院也是一样吗？

藤崎　是一样的，在癌研有明医院还要一定取阴性活检。

小山　是从鳞状上皮活检吗?

藤崎　是的。

小野　如何看待阴性活检?

小山　癌有时候是跳跃式进展，因此在佐久医疗中心不做阴性活检，常规采用 1cm 的安全边界。

小野　不像胃那样的有连续性，因此在做标本重建时常常出现不连续的现象，胃（癌）还是比较老实的，可见在不同部位有不同的特点。从这点来说，阴性活检会有取不到的问题。

藤崎　（食管胃交界部癌）会不会是反流性食管炎＋PPI 的影响造成跳跃的呢?

小野　常呈现地图状或阿米巴样扩张。从病理上

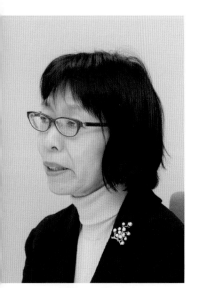

藤崎 顺子

这样的考虑是否可以?

大仓　柱状上皮和贲门腺没有连续性，呈跳跃性延伸，如果发生融合就会形成一个面，变成地图状。

小山　从组织像来看，有时候可以看到与其说腺癌钻到鳞状上皮下，更像从基底膜直接发生了癌。

藤崎　确实有那种情况。

小野　哦。要慎重观察是绝对必要的，无论如何取 1cm 的安全边界是重要的，这是要传递给读者们的信息。我也会取 1cm 的安全边界，有时候根据情况会空出 2cm 左右的距离切除。

浅表型食管胃交界部癌的病理学诊断

小野　下面转到病理的话题。从病理学上，食管

胃交界部癌与其他部位的癌有什么不同? 在食管上段腺癌很少，因此主要是与胃贲门癌的区别。从病理上最大的差别是什么? 请大仓医生发言。

大仓　与贲门部的癌的差别少，但是与近端胃癌的最大的区别是分化型多。

小野　食管胃交界部癌主要发生在哪里?

大仓　背景黏膜各种各样。可以从没有萎缩的胃黏膜发生，也可以从柱状上皮或肠上皮化生的黏膜发生。

小野　我的印象是在观察 EGJ 时很难看清背景黏膜，但是病理医生在 EGJ 的组织学诊断中会给我们记载很多背景黏膜的信息。临床医生看见这些记载，必须要关注什么?

大仓　单纯从组织学所见常常不能 100% 判断病变的位置是食管侧还是胃侧。作为病理医生希望得到临床上如何取材的信息。

小山　包括 ESD 标本吗?

大仓　是的。

小山　活检标本更是如此吧?

大仓　可以看到 Barrett 食管的组织学表现，但即使看到那些表现，EGJ 标准线的确定仍是困难的。我认为真正的标准线位于组织学判定的标准线的胃侧一点儿，因此病理需要的情报是临床的视野，如果临床能给出"食管侧癌或胃侧癌"这样的记录，则判断会变得容易。这次以濑户医生为委员长的日本胃癌学会、日本食管癌学会共同组成的食管胃交界部工作小组制定了食管胃交界部癌的标准，但是，很遗憾病理的定义是最模糊的。但对内镜下表现是有用的标准，因此如果内镜医生将病变部位明确记录，将会有助于病理诊断。

小野　*Hp* 消失，没有萎缩的胃增加，有可能使观察变得稍微容易吗?

大仓　我想如果病变只有数毫米，不去探讨是否为 Barrett 食管的话，病理医生会不犹豫地做出食管胃交界部癌的诊断。有临床医生来问是 Barrett 食管癌还是其他，如果把 EGJ 作为一个区域，这个问题就没有必要回答了。

小野　临床医生认为如果看到 ESD 标本或者手

术标本，病理医生应该能回答这个问题，看来是误会了，病理医生依然是搞不清楚，是吗？

大仓　清楚的时候清楚，但是也有搞不清楚的时候。

小野　什么情况下搞不清楚？

大仓　黏膜重度萎缩的人难以明确，原因是不清楚哪里是胃黏膜，哪里是食管柱状上皮。当没有食管组织学表现的时候也难以明确。

小野　认为如果在腺癌周围存在 Barrett 上皮，就诊断 Barrett 腺癌，不是那么单纯的，是吗？

大仓　如果能够清楚地确定 Barrett 上皮，则可以诊断为 Barrett 腺癌。

小山　当周围存在 Barrett 上皮时，如病理上不能确定 EGJ 的位置，有不能明确是否为 Barrett 食管这样的病例。

大仓　鳞状上皮与腺上皮的柱状上皮的界线是可以明确的，但是其界线并不等于 EGJ 的标准线，这是病理上的难点。

小山　食管固有腺是最明确的标准，因此我们规定在剥离时一定要在标本一侧带上食管固有腺进行剥离。

小野　也就是尽量深地取到腺上皮的部分，是吗？

小山　是的，看到黏膜下层就可以看到食管固有腺。

小野　是的。

小山　在食管固有腺下方剥离就可以了。

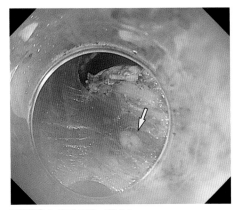

图1　食管固有腺（箭头）

小野　读者们在进行内镜下切除，尤其是对柱状上皮的胃侧进行内镜下剥离时，会认为在靠近固有肌层处剥离比尽量在固有腺深处剥离更好吧？

小山　并不是要在接近固有肌层剥离，而是希望在食管固有腺下方剥离。

濑户　食管固有腺能看见吗？

藤崎　可以看见。

小野　可以看见"像皱褶样"的东西。

濑户　我过去也不知道。

小山　看起来像这样（**图1**）

小野　也就是在深切的柱状上皮下方有食管固有腺，就能容易地诊断 Barrett 食管癌吗？

大仓　这就简单了。重要的是在柱状上皮下是否有食管固有腺。

小野　那么就把这个作为一个要点吧。作为我们内镜

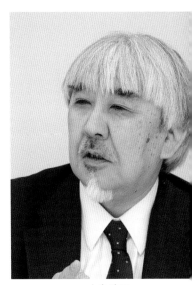

大仓 康男

医生要注意深切病变。这么说，外科手术标本应该不困难吧？

大仓　外科切除标本的问题是在食管癌处理规约中并没有记载对 EGJ 要在长轴方向全部取材的方法，因此会被直行取材，尤其是在进展期癌中，有时候会搞不清楚背景黏膜的状态。

濑户　对于进展期癌，我也弄不清楚。

小野　进展期癌是没有办法的，问题是浅表型癌。

全体　点头。

大仓　对于浅表型癌，根据癌的情况有时会有不全部取材的医生，近来有减少取材数量的倾向。对于消化道病理不感兴趣的医生只是对病变部位及其周围取材，造成不清楚病变的存在部位。

小野　也就是说，在食管癌处理规约中应该记载对于食管应该在垂直于长轴方向进行一定程度取

材，然后对于 EGJ 的评价是应该在平行于长轴方向取材。

大仓 我认为在下一次修订食管癌处理规约时需要加上"评价 EGJ 需要沿长轴方向全部取材"为好。

小野 那么在本次座谈会上有关 EGJ 的取材达成了沿平行于长轴方向取材的统一意见。期待在胃癌处理规约的修订时也加进去这一意见。

浅表型食管胃交界部癌的转移——有关 SM1 的定义

小野 另外一个问题是转移。这是临床和病理都存在的问题，一般是指脉管浸润。脉管浸润是最大的危险因子，尤其是谈到 Barrett 食管癌一定要提危险因子，在临床以及病理上都有那些？

大仓 目前探讨的病例数还不够多，因此还没有结论。

小野 小山医生和石原医生（大阪府立成人病中心消化道内科）探讨了很多的病例。

小山 本书高桥的论文（34 页）有相关的探讨，直径 ≤ 3cm 的分化型腺癌脉管浸润阴性，T1b–SM 500 μm 以内没有转移。数据表明对于食管腺癌以及食管胃交界部癌的 SM1 定义为 500 μm 是合适的。

小野 SM1 浸润深度标准为 200 μm 是怎么规定的？

小山 在外科切除的标本中将黏膜下层三等分，分为 SM1，SM2，SM3，一般外科切除标本的黏膜下层厚度为 600 μm，将其三等分为 200 μm。在 200 μm 以内和 201 μm 更深的标本淋巴结转移率有明显的不同，以此为根据确定为 200 μm 这一数据。

在 EGJ 的胃侧浸润到 300 μm 为 SM1，但是在 EGJ 食管侧如果浸润到 300 μm 则为 SM2。食管胃交界部癌正如前边大仓医生所述，决定 EGJ 的位置困难，因此浸润到 300 μm 到底是 SM1 还是 SM2 不好判断会造成临床上的混乱。但是如果基于这次的探讨将食管腺癌的 SM1 也定义为 500 μm，那么 300 μm 的 SM 浸润无论是在 EGJ 的口侧还是肛侧均可以判定为 SM1，会使无论是临床还是病理处理变得很容易。

小野 尤其是临床更容易处理。

小山 是的。

小野 病理会给我们浸润深度的距离，比如说 300 μm，病变在胃内是扩大适应证的治愈性切除，但是如果在食管就是非治愈性切除，这时候是最困难的。那么 500 μm 这个数值会在很多的处理规约和指南中改变吗？

小山 是的，我想今后会努力推进 SM1 定义为 500 μm。这对于整个世界范围内的整合也是必要的。

藤崎 但是，本次调查的总体样本为 0/32 吧？

小山 是的。

藤崎 是不是太少了？

小山 是的。计划今后进行前瞻性研究。

濑户 和组织类型也有关。

小野 当然了，如果在浸润最深部出现未分化成分也就没有意义了，这在哪个部位都是基本相同的。

藤崎 欧美的标准，即使是在黏膜内，无论在哪里出现未分化成分都会诊断为未分化癌。

小野 欧美确实如此。针对（SM1 定为）深度在 500 μm 这件事，如果是 0/32，则 95% 的可信区间的上限是否太高了呢？

小山 针对这一点只能进行前瞻性研究。结果会到 10 年后，现在正想启动十几个医院参与的新的研究。

藤崎 根据这一背景，在全国将 SM1 定义变更为 500 μm 是否合适仍然存在问题。

小野 我也那样认为。这样做会被外科医生议论。在对胃制订指南的时候，外科医生认为手术几乎都能治愈（却要 ESD），因此与外科医生讨论后认为按现在的标准制订，如果胃 T1a（M）中有 1%，T1b（SM2）中有不到 3% 的转移风险，做 ESD 也可以。但是如果用 0/32 的结果定义 SM1 为 500 μm，那么从外科的角度会怎样呢？

濑户 外科首先判断是否存在手术适应证。例如这次的胃癌指南中提出了针对食管胃交界部癌的暂定原则，这是内镜医生希望的在某一个指南中提出内镜治疗的暂定原则的结果。现在指南中记载的是首先确认是存在于食管侧还是胃侧，要区别腺癌和鳞状上皮。根据是否存在 Barrett 食管来区分是非常困难的，因此（指南中）没有按照是否存在 Barrett 食管来区分。本次对 3177 例（病变）的研究也发现根据是否存在 Barrett 食管来区分是困难的。刚才的讨论也不是（要确定）是否存在 Barrett 食管，而是要制定如果是腺癌做 ESD 的暂定原则，仅仅是假定的原则。0/32 也许样本量是少的，但是正如小山医生所言，正是有了根据多中心共同研究的结果制定暂定原则进行前瞻性工作才能开始（临床）应用。从我们外科医生角度看，被内科医生要求手术时不会有拒绝手术的外科医生。

小野 虽然 n 的数值小，但是向患者解释后，对于浸润深度 500μm 的食管胃交界部癌进行随访，外科医生会同意吗？

濑户 没有哪个外科医生有超过 0/32 的数据，因此我认为没有可以反对这个结果的外科医生，这一数据至少目前是可以信赖的，那么我认为外科医生会遵循这一做法的。

小野 就没有外科医生认为 0/32 的上限变成百分之十几是没有意义的吗？

濑户 主要是外科医生没有反对的数据。

小野 我一直认为由于没有数据支持就应该手术，这是迄今为止的论调，是吗？

濑户 是不是应该请学会制定出（治疗）原则更好呢？主要是因为外科医生都会记着（治疗）原则。

小野 今天的讨论我们可以认为是少数派外科医生的意见吗？

濑户 是的，可以这样认为。

小野 我们作为内镜医生能得到这样的意见是最好的，谢谢！

小山 值得感谢的。

浅表型食管胃交界部癌的转移
——从病理医生的角度分析

大仓 从病理上有时候会困扰距离是不是 500μm。这时候会用深切标本和肌间线蛋白（desmin）做（免疫组化）染色再看一次，虽然切面多少会有变化，我认为这一做法是必需的。这样做后，有切面变化明显的人，也有出现未分化癌的人。在诊断困难的时候不要光用最初的切片判断，需要进行追加检查。

濑户 原则上对未分化的处理要注意，在存在未分化成分时，如果不正确记载存在的风险，有可能造成临床上的混乱。

小野 一般是描述 ly 和 v 阴性以及最深处没有未分化成分吧？

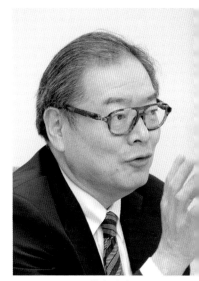

濑户 泰之

小山 您刚才所说的是黏膜内吧？

濑户 是的，小山医生提出的研究结果并不是仅在最深处，明确告知未分化成分存在于任何部位是危险的，那么从外科医生的角度也就没有别的问题了。

小山 这一部分也许和胃有些不同。

小野 确实我也这么认为。但是按照现在的标准，即使混有未分化成分也几乎没有转移，因此还好。但即使在胃内，混有未分化成分仍然是件坏事。

濑户 有关混有未分化成分与胃的标准稍有不同。把混有未分化成分混同于胃的标准在现阶段是件危险的事情。

小野 我有些把它混同起来了（笑）。

藤崎 未分化在 SMM 以内混合存在可以吗？

濑户　如果（癌）局限在黏膜内就没有问题。

小野　不是指最深部位吗？

濑户　浸润到 SM，在任何部位存在未分化都应该是不好的。

藤崎　例如即使是 450 μm 的最深部位为分化型，但是黏膜内出现低分化还是有风险的。

大仓　是这样的。

小野　就算是 SM1 的 500 μm 以内，在某个部位有未分化成分都是不行的，是这样吧？

藤崎　也就是 SMM 以内的食管胃交界部癌，在哪个深度有低分化癌也可以，是吧？

濑户　如果是 SMM 以内，在哪个深度有低分化癌也可以这个说法也有些微妙，想在这个座谈会明确一下。

藤崎　我也认为 SMM 以内的食管胃交界部癌的处理是困难的。但是目前没有有关 SMM 以内的未分化成分到几厘米的规定。

小山　未分化本身病例数少，讨论起来很困难。

小野　无论如何，要对未分化癌重视。就像胃和肠有不同，这与一般的胃的标准不同，不弄混是重要的。

藤崎　但是 SMM 以内的癌混有未分化成分的病例占 2/101，是非常少见的。

小野　大仓医生曾说几乎都是分化型，也就是不会造成很大的问题。在测定浸润深度的时候在结肠是非常困难的，比如从哪里开始测量，是从上面还是画假想线都是问题。刚才大仓医生也说有些病理测量浸润深度困难，那么 EGJ 如何？

大仓　由于 DMM 错综复杂，有测量浸润深度困难的病例。

小山　也有在食管固有腺旁边就像黏膜肌层缺损的人。

大仓　有时候也有只能看到一点儿 MM 的情况，在实际的诊断中经常出现困扰，在这种情况下需要画假想线。

小野　画不画假想线在食管癌处理规约中有记载吗？

大仓　现在没有任何记载，还是像结肠癌处理规约那样有定义一下为好。

小山　不管是什么样的人（即使是伟大的人），食管黏膜肌层也不像胃那样可以信赖，也有的人黏膜肌层非常菲薄。

小野　也有断断续续的。

小山　原本就是那样。

大仓　也有人是由于癌的压迫造成（黏膜肌层）拉伸，这种情况以哪个断片的位置为最下端，在病理医生之间也有不同的意见。

小山　把哪个断片作为最下端正是在处理规约中需要统一的事情。

大仓　我也是这样认为的。

小野　实际上，进行诊断的病理医生比起我们临床医生更困惑吧？

大仓　在食管癌研究会中对于黏膜肌层断片的哪个位置作为最下端这个问题总是争论不休。

小野　难以得到统一的见解，不能任意发表在处理规约中，是吗？

大仓　现阶段是困难的，但是今后不制定标准是不可以的。

小野　暂且推荐做 desmin（结蛋白）染色可以吗？

大仓　desmin 染色是有帮助的。

小野　要向读者中的病理医生传达"先做 desmin 染色，然后决定哪个断片为最下端是重要的"这一信息。

浅表型食管胃交界部癌的治疗

小野　那么，最后进入治疗的话题。有内镜切除和外科手术治疗。先说外科切除的话题，作为内镜医生有什么想了解的问题吗？如果我们请食管外科进行食管胃交界部癌的治疗，食管外科医生会进行全切除术和近端胃切除术，当我们转到胃肠外科，胃肠外科医生则会选择全胃切除术和食管下段切除术。大家会有"这会不会很糟糕呢？"这样的担心。因此，掬水医生这次的指南中确定了清扫的范围。但在指南中仅仅写了清扫范围，没有写术式。那么外科医生看到清扫范围就可以定下来术式吗？

濑户　基本上外科医生如果看一下就会清楚。也就是清扫范围决定切除范围，所以在指南中清扫原则中没有写入我们外科医生所说的胃远端、4号（大弯淋巴结右组）、5号（幽门上淋巴结）、6号（幽门下淋巴结）等（这些词）。但单单看到这些就应该传递了"不切远端胃也可以"的信息。

小野 也就是浅表型癌不用做全胃切除，是吗？

濑户 从大小而言，对4cm及以下（在指南中）没有用全胃切除术。因此，尤其是EGJ的浅表癌的方针是至少没有做全胃切除术的必要。在外科的研究会等（统计）中全胃切除率有减少倾向，贲门侧胃切除术在增加，可能是（观念）在不断地渗透着。

小野 那么，贲门侧胃切除术＋食管下段切除术、食管次全切除术等的术式是仅仅靠清扫范围决定的吗？

濑户 是这样的。比如根据治疗原则，食管浸润癌是另当别论的，如果癌的中心位于胃侧的腺癌，原则上不需要进行食管下段切除术。而且清扫也是做1号（贲门右淋巴结）、2号（贲门左淋巴结）、3号（小弯淋巴结）、7号（胃左动脉主干淋巴结）等胃上部周围的就可以了，看看治疗原则，术式就基本上能定下来了。

小野 原来如此，我们内科医生看到指南中的治疗原则上写着清扫范围、可以选择近端胃切除术，对能不能正确选择（术式）稍有疑问。就是说看到指南中的原则（不同的外科医生）就会确定做同一个术式。

濑户 是的。另外，虽然没有证据，但根据外科医生自身的经验，进行贲门侧胃切除后造成反流性食管炎的可能性高，所以估计还有众多的外科医生认为如果有可能，还是做全胃切除术更好。因此即使读了指南中记载的原则，也会有犹豫做贲门侧胃切除术的外科医生。根据原则决定术式还是取决于外科医生的不同。

小野 的确，由于没有规定重建的方法，在过去是很严重的（问题）。曾有随意切除后吻合，出现严重的反流性食管炎，由于不能进食又做全胃切除的事情。最近贲门侧胃切除术后的反流性食管炎显著减少。

濑户 那是叫上川法（上川法重建）的方法。我们没有采用上川法，但是如果做尽量多留下胃等的努力，在食管胃交界部就不会出现严重的反流性食管炎。

小野 我也逐渐看不到（严重的反流性食管炎）了。

濑户 不会有像过去那样的担心，我想今后外科医生也会流行尽量多留下胃的做法。

小山 这是进步啊。

藤崎 癌研有明医院在做相当多的上川法。

小山 在佐久医疗中心也在做。

小野 在静冈癌中心几乎没有反流性食管炎。

濑户 就像刚才所讲，在东大病院没有实行上川法手术，但是也几乎没有反流性食管炎，即使是做EGJ吻合也有不需要PPI的人。

藤崎 是吗？！

小野 贲门侧胃切除术后的进食情况很好吗？

濑户 有关这个话题有对全胃切除术和贲门侧胃切除术比较的报告，显示保留胃患者的术后营养状况好。比如贫血发生率也有差别，当然这是不难想象的。我想这些理念会逐渐渗透下去的。

藤崎 有关纵隔清扫有规定吗？

濑户 在治疗原则中是否应该进行纵隔清扫的信息也是有的。对于鳞状上皮癌做一定程度的清扫为好，对于腺癌，如果病变主体明显在食管侧，比如在Barrett腺癌等癌中出现这种情况，在治疗原则中写着推荐下纵隔清扫，这也不需要开胸，可以经腹进行尽可能大范围的清扫。

藤崎 在清扫淋巴结时，是否存在Barrett食管仍然是重要因素吗？

濑户 不，不太重要。指南的原则中比起是否存在Barrett上皮，更主要的是根据病变的位置是否在EGJ的2cm以内来决定，如果在EGJ超过2cm的位置，当然应该进行清扫，外科医生要清扫病变的食管侧，而且要观察病变中心是否在EGJ的2cm以内。也就是病变的位置比有无Barrett上皮更重要。

小野 那么，刚才也说困难，对于我们进行诊断的内科医生来讲，EGJ的定位成为重点，对吗？

濑户 听说过 EGJ 的诊断困难，最主要的是能够帮我们诊断病变到底在食管侧还是胃侧。

小山 对于 ESD 适应证的病例来讲这不会成为问题，但对于手术适应证的病例，就是很重要的了。

小野 需要手术的病例，要努力确定 EGJ 的位置吗？

濑户 是的，希望得到的结论还是胃或者一定程度上的可信结论，虽然还不能最终确定。

小山 因为这不是 1mm、2mm 的问题，是以厘米为单位的问题。

濑户 在诊断时还是尽量定下 EGJ 的位置好一些。

小野 看来决定 EGJ 位置对外科手术是重要的。另外可以认为食管胃交界部癌（的治疗）没有全胃切除术吗？

濑户 和大小也有关系，原则上是没有的。至少对于大小在 3cm 以内，或有可能是 ESD 适应证的浅表型癌目前不做全胃切除术。

浅表型食管胃交界部癌的现状及今后的展望

小山 本次的回顾性研究的数据 n 的数量不足，计划开始进行前瞻性研究，路还很长，我想一点点推进。

藤崎 今后，如果病变浸润深度在 $500\,\mu m$ 以内且没有前边所述的危险因子，内科医生、内镜医生可以采取随访吗？

小山 0/32 虽然样本量较少，但是通过这一研究得到了一定的证据，今后我会给患者说明情况。虽然 n 值少，但是有了这样的结果，据此可以给患者推荐做随访的选择。但是是否在指南中照此记载是另外的问题。

小野 作为数据说服力尚弱，因此标准的治疗还是外科治疗。但是我认为作为临床学家用与扩大适应证相同的思考方法（进行处理）也可以。今天感谢大家。

（2016 年 12 月 11 日　会议在医学书院举办）

早期胃癌研究会病例

呈现出特异大肠内镜像的粪线虫病 1 例

三上 荣[1]   丸尾 正幸[2]   山下 幸政[1]

星 充   横出 正隆   植村 久寻

板井 良辅   安村 聪树   池田 英司

高田 真理子   住友 靖彦   小野寺 正征[3]

李明哲 译

早期胃癌研究会病例（2015 年）
[1]神户市立医疗センター西市民病院消化器内科
　〒653-0013 神户市长田区一番町 2 丁目 4
　E-mail : mikami_mail@kobe-nishishimin-hospi.jp
[2]广岛市立广岛市民病院内科
[3]市立川西病院病理诊断科

概述●呈现出特异大肠内视镜像的粪线虫病 1 例，患者 70 多岁，男性．主诉为慢性腹泻，体重减少。2 年前因疑似感染性肠炎而入院治疗，经过保存治疗后症状得到改善，通过门诊进行了过程的观察。为了精查，实施了大肠内镜检查，发现从乙状结肠到直肠有很多顶部发红的带有糜烂的小隆起。由于无法诊断，导致上部消化管内视线受到影响。通过镜检，确认了十二指肠黏膜的浮肿和白色绒毛。经病理检查，在十二指肠的阴窝内和大肠的黏膜固有层认定了虫体，在两部位的黏膜下层确认了以嗜酸粒为中心的炎症细胞浸润，诊断为粪线虫症。粪线虫感染引起的大肠炎的报告很少，而且病变在左侧结肠的病例更少，所以本病理具有一定的价值。

关键词　粪线虫　大肠炎　左侧结肠　多发　白色绒毛

介绍

　　粪线虫病是从土壤经皮感染人，主要是由十二指肠和上部小肠寄生的粪线虫引起的寄生虫感染病。肠镜观察下主要为十二指肠黏膜的变化，但也有少数大肠炎的报告。肠镜观察主要是可见发红、黄白色调的结节病变，有时会有疮和糜烂，这些病症多发生在右侧结肠[1, 2]。但是，由于作者们曾见过呈乙状结肠及直肠优位的全大肠炎型特异大肠内镜像的病例，因此将该病例附加在此。

病例

　　患者：70 多岁，男性。
　　慢性腹泻，体重减少。
　　既往史：无。
　　服药史：无。
　　现病历：2012 年 7 月患者主诉病状为慢性腹泻，接受作者所在科室检查。经腹部 CT 检查、腹部超声波检查，确认了大肠壁肥厚影像，后以详细检查和治疗为目的住院。当时进行的大肠内镜检查中，从回肠末端开始上行结肠虽然未发现

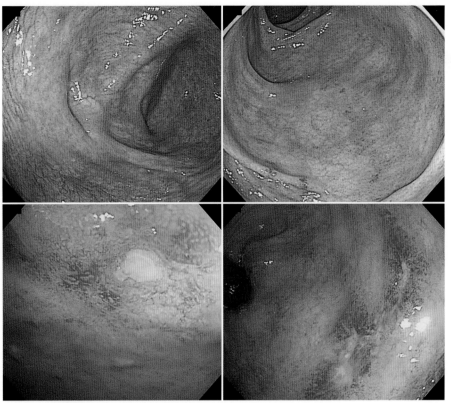

a b | c d

图1 首次大肠内镜检查图像

从横结肠到直肠发现了黏膜发红和浮肿性变化。

a 盲肠。

b 横结肠。

c,d 直肠。

异常，但从横结肠到直肠发现了黏膜发红和浮肿性变化（**图1**）。此外，直肠中还发现了许多边缘伴有发红的小溃疡（**图1c，d**）。但是，便培养结果为正常细菌丛，以及活组织检查结果仅为非特异性炎症。

之后，由于通过保守治疗改善了症状，因此通过门诊进行了过程的观察。1年后大肠内镜检查也未发现异常，由于无明显症状，所以结束了门诊诊察。此后，以持续约3个月的慢性腹泻及体重减少为主诉，患者于2014年4月再度到作者所在医院门诊治疗。

居住经历：佐贺县出身。18岁移居神户。

出国经历：中国香港（约30年前）。

身体所见：身高180cm；体重54kg（近1年体重减少10kg）；体温37.2℃；腹部：软，无压痛；

便次数：3~5次／日，软便，便潜血反应阳性。

血液生化检查所见 确认为轻度贫血（Hb11.8g/dl）和低蛋白血症（TP 6.64g/dl，Alb 3.42g/dl）。但并非由炎症反应以及各种肿瘤指标导致的上升。在感染症检查中，发现为成人T细胞白血病（adult T-cell leukemia，ATL）携带抗人T细胞白血病毒Ⅰ型（human T-cell leukemia virus typeⅠ，HTLV-Ⅰ抗体）。

灌肠X线造影所见（图2） 从横行结肠左侧到下行结肠，结肠带变得不明显，也发现了细微的皱纹状变化。另外，在乙状结肠到直肠的部位，也发现了大小不同的小隆起。

大肠内镜所见（图3） 回肠末端未发现明显的糜烂、溃疡、浮肿性黏膜，从盲肠到下行结肠可见发红、糜烂散布的明显的退色色调黏膜，

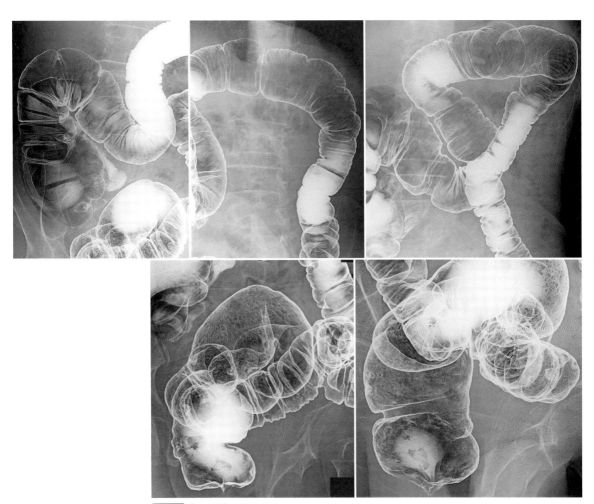

a	b	c
	d	e

图2 灌肠 X 线造影所见

横行结肠左侧到下行结肠，结肠带变得不明显，也发现了细微的皱纹状变化。另外，在乙状结肠到直肠的部位，也发现了大小不同的小隆起。

浮肿性变化的血管透视的消失。另外发红、糜烂的情况越接近肛门一侧时变得越显著。特别是从乙状结肠到直肠发现了很多顶部发红的带有糜烂的小隆起。

上消化道内镜检查（EGD）所见（图4） 胃确认为木村竹本分类中的 C–3 型的萎缩性胃炎，并且发现了发红和浮肿性变化导致血管网透见降低，黏膜凹凸。十二指肠有显著的白色绒毛但没有明显的发红以及糜烂。

病理组织学所见（图5） 从伴有十二指肠降部浮肿的白色绒毛的活检标本的隐窝内发现幼虫体（图5a 中箭头）。胃前庭部发红的萎缩黏膜活检组织，在隐窝内可见较大的成虫体（图5b 中箭头）。根据虫体的形状以及 EGD 所见，诊断为粪线虫病。之后，再检查大肠的活检标本，发现直肠糜烂部的黏膜固有层内确认了嗜酸粒细胞为中心的炎症细胞浸润（图5c），其中有粪线虫的幼虫（图5d 中箭头）。

通过对粪便进行镜检，发现了许多被认为是粪线虫的虫体（图6）。

根据以上内容，认为本病例是粪线虫的反复的内源性感染，从初诊时判断粪线虫是导致临床症状以及大肠病变的原因。在通过伊维菌素投药 200 μg/（kg·d）2 周间隔的 2 次投药治疗后，

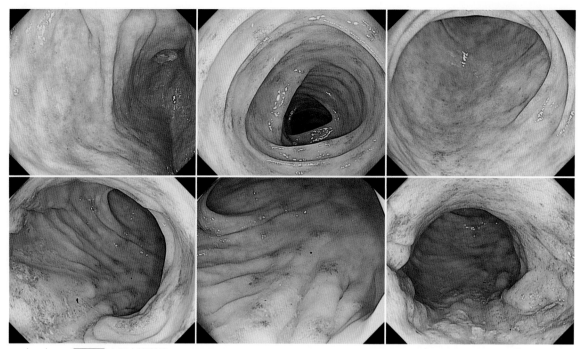

a	b	c
d	e	f

图3 大肠内镜所见

从盲肠到下行结肠可见发红、糜烂散布的明显的退色色调黏膜，浮肿性变化的血管透视的消失。另外发红、糜烂的情况越接近肛门一侧时变得越显著。特别是从乙状结肠到直肠发现了很多顶部发红的带有糜烂的小隆起。

a 盲肠。

b 横结肠。

c 下行结肠。

d ~ f 直肠。

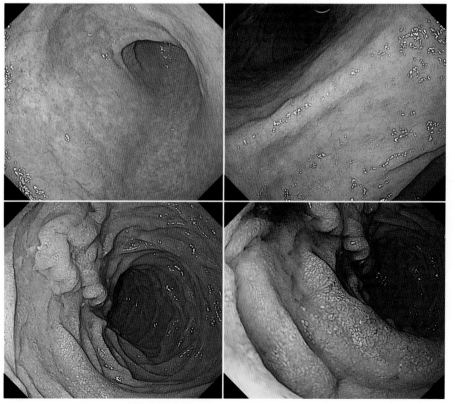

a	b
c	d

图4 EGD 所见胃前庭部到胃角部（发现了发红和浮肿性变化导致血管网透见降低，黏膜凹凸。十二指肠有显著的白色绒毛但没有明显的发红以及糜烂）

a 胃体下部。

b 胃角部。

c,d 十二指肠下行部。

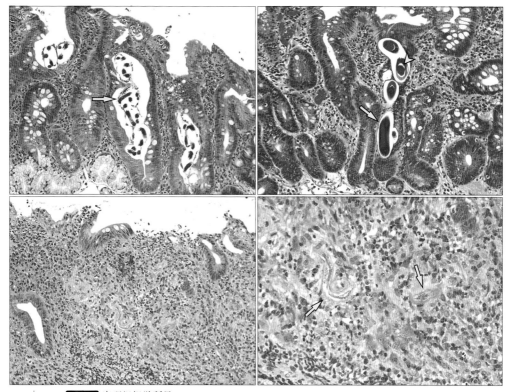

a	b
c	d

图5 病理组织学所见

a 从伴有十二指肠降部浮肿的白色绒毛的活检标本的隐窝内发现幼虫体（箭头）。

b 胃前庭部发红的萎缩黏膜活检组织，发现成虫（箭头）和虫卵（飞机头）。

c 直肠糜烂部的活检组织，黏膜固有层内确认了嗜酸粒细胞为中心的炎症细胞浸润。

d c的放大图像，发现粪线虫的幼虫（箭头）。

包括腹泻在内的全身症状得到迅速的改善。

在治疗后第 2 个月进行了上下部内镜再检验后，EGD 中仅以胃前庭部为中心有萎缩性变化，上次检查发现的血管透视降低和十二指肠的白色绒毛的所见也消失了（**图7**）。在大肠内镜检查中，结肠整体发现的黏膜浮肿血管网透见降低的情况也得到改善。从乙状结肠到直肠，曾多发的糜烂、小溃疡消失后仅出现少量发红，下部直肠发现了网状的瘢痕（**图8**）。直肠的活检中黏膜固有层内的炎症细胞浸润显著减少（**图9**），其后没有发现炎症的再发以及恶化，过程良好。

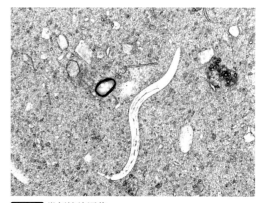

图6 粪便镜检图像
发现了粪线虫的虫体。

考察

粪线虫（strongyloides stercoralis）广泛分布在热带、亚热带，在日本冲绳县、奄美大岛地区

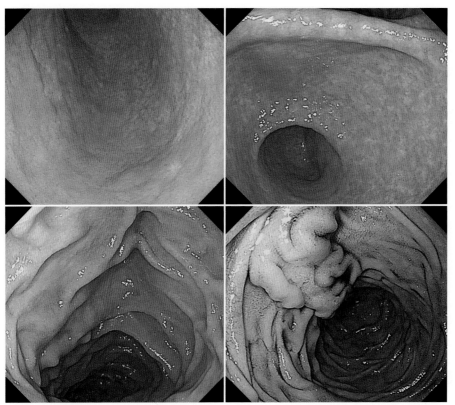

图7 治疗后第 2 个月的 EGD 所见
a,b 上次检查发现的胃萎缩区域的浮肿性变化消失，血管透视改善了（**a**：胃体下部，**b**：胃角部）。
c,d 十二指肠下行部，十二指肠的白色绒毛的所见也消失了。

是高濡染地。

粪线虫具有与其他寄生虫不同特征的生活史（**图10**）[3]。其特征有以下 4 点：①寄生世代（人体内）和自生世代（体外）的存在；②寄生世代的成虫为仅雌性的单性寄生；③外界存在的丝虫型幼虫引起的经皮感染；④引起内源性感染，成虫通常寄生在十二指肠和上部小肠中，产卵。卵孵化后排出体外，存在于自生世代的环境后，有时会再次侵入体内寄生。小杆线虫型幼虫在体内可转移成为丝虫型幼虫，从肠道内和肛门周围的皮肤侵入体内再次感染（**图10**）。这种现象被称作内源性感染，被认为是造成本症特征的最大原因。由于反复内源性感染，一旦感染，就会陷入长期的粪线虫感染状态。在卫生环境完善的现代，一般认为几乎不会发生新的感

染，本例患者在孩童时代得到了某种感染的机会后，通过反复内源性感染，长期持续感染症状。另外，包括本症濡染地区的冲绳和奄美在内的西南诸岛也是 ATL 的高濡染地，可以看到与粪线虫的多重感染。ATL 病毒携带也是被认为是粪线虫感染重症化的主要原因之一[3, 4]。本例患者出身佐贺县，是 ATL 病毒携带者。作为临床症状恶化的主要原因，加之年龄的增加，可以考虑是 ATL 病毒感染对宿主的免疫产生了某种影响的可能[4]。

粪线虫感染伴随的消化器官症状，通常只认为是无症状、轻度的腹痛和软便等，不过，也有像本例一样诉诸显著症状的病例。作为消化器官症状，主要为腹泻、呕吐、食欲不振、腹部饱胀感等，作为全身症状有时还会出现倦怠感、消

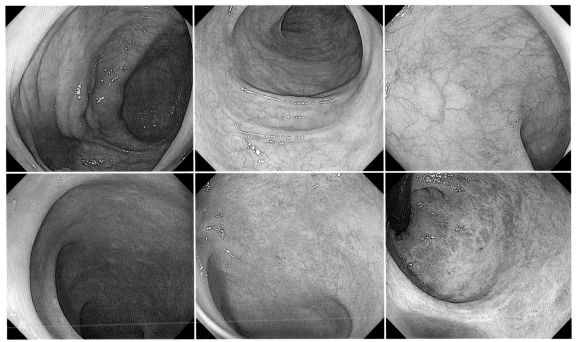

a	b	c
d	e	f

图8 治疗后第 2 个月的大肠内镜所见

结肠整体发现的黏膜浮肿及血管网透见降低有所改善，从乙状结肠到直肠，仅出现少量发红，在下部直肠发现了网状的瘢痕。

a 盲肠。

b 上行结肠。

c S 状结肠。

d ~ f 直肠。

瘦、浮肿等情况 [3]。

关于伴随有粪线虫病的大肠炎的病例的频率，由于报告少，因此不明确。通常的粪线虫病的情况被认为缺乏临床症状，不过有报道称在免疫能力低下的重症者或者重症感染患者中多会出现部分症状 [1, 5]。但是，近年来的报告中，无症状病例和轻症病例在大肠也有粪线虫被发现 [2, 5]。另外，其中大多数都是 HTLV-I 阳性病例，考虑为可能是 HTLV-I 感染引起免疫异常状态导致大肠病变 [4]。

粪线虫的灌肠 X 线造影的报告仅为伊藤等 [5] 的报告，显示为大肠黏膜不整以及小透亮像的所见。自试验例中，以左侧大肠为中心，黏膜浮肿状变化的结肠带不明晰化和细微的皱纹状变化，以及从乙状结肠到直肠多发的小隆起得到确认。从灌肠 X 线造影来看，可鉴别为嗜酸性粒细胞性肠炎以及肠道淀粉样变等，但对于乙状结肠到

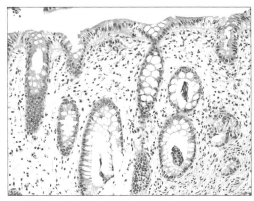

图9 治疗后第 2 个月的病理组织学所见

直肠活检中黏膜固有层的炎症细胞浸润与治疗前（图5c）相比明显减少。

直肠中多发小隆起，就这些疾病是无法解释的。灌肠 X 线造影的浮肿性变化，一般认为反映了伴随粪线虫感染的嗜酸性粒细胞浸润的炎症性变化，不过，作为粪线虫感染的灌肠 X 线造影所

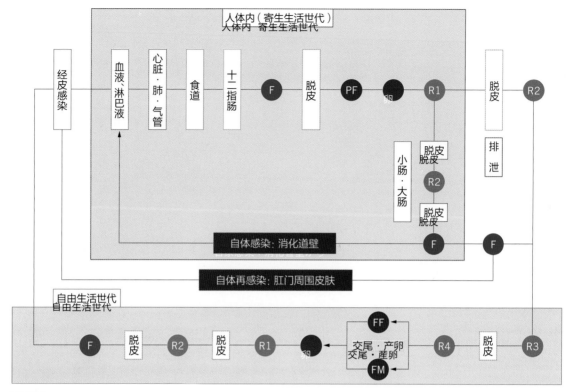

图10 粪线虫的生活史

主要是足部经皮感染丝状幼虫顺着血液、淋巴向肺部转移，沿着呼吸道经过咽喉、喉头，通过食管、胃，最终寄生在十二指肠、小肠上黏膜内。寄生成虫在十二指肠、小肠上黏膜产卵，成为 R 型幼虫，随着粪便排出体外。通常与粪便一起排出体外的 R 型幼虫在排泄前成为 F 型幼虫，从肠管、肛门周围侵入体内，内源性感染成为粪便线虫的特征。另外，内源性感染的患者的免疫能力下降，当虫体数明显增加时就会引起重症化。

PF：寄生世代雌性成虫，FF：自生世代雌性成虫，FM：自生世代雄性成虫，R：小杆线型，F：丝型。

〔城间祥行，他. 日本における糞線虫と糞線虫症. 九州大学出版会，p 22，1997 より一部改変して転載〕

见并不是认为是特征性的东西。然而从乙状结肠到直肠的多发的小隆起被认为是幼虫侵入导致的黏膜变化的表现，为本症特征性的所见。

　　大肠病变的内镜所见，在过去的报告中大多被认为是发红的黏膜和黄白色调的结节病变。在自试验例中，大肠整体伴随着血管网透见降低的褐色调黏膜显著，散布性发红。从乙状结肠到直肠，顶部发红，伴有显著的糜烂的小隆起。类似于本症的伴有发红的糜烂，小溃疡多发的病例报告包含本例只有 3 例 [5, 6]。另外，虽然大肠病变的分布上大部分的病例多为右半结肠，但本例的炎症在大肠整体上得到确认，尤其是从乙状结肠到直肠较为显著。作为像本例那样的大肠内视镜呈现出的那样，丝虫型幼虫在大肠黏膜内源性感染时，会侵入黏膜内。对于幼虫产生免疫反应，嗜酸性粒细胞和淋巴球聚集形成结节病变，糜烂和溃疡被认为是其自己毁坏造成的 [6]。实际上，从发现了的许多发红糜烂的乙状结肠到直肠的活检标本的黏膜固有层内确认了幼虫虫体，并且其周围伴随着以嗜酸性粒细胞为中心的多数炎症细胞浸润，所以频繁的内源性感染正是这种大肠内镜发现的原因。

　　十二指肠内镜所见是在知道消化管粪线虫病的存在，以及了解其严重程度的基础上的重要因素。在本例中，十二指肠内镜所见及活检组织所见是发现患有此病的契机。粪线虫的寄生是在从十二指肠到上部小肠为中心的。内镜所见包括黏膜浮肿、白色绒毛、褶皱肿大消失、糜烂溃疡等。无症状候补患者大多只发生正常黏膜、褶皱肿大等轻度的浮肿性变化。本例确认了白色绒毛所见。作为十二指肠内镜的鉴别，除了本病以外，还有淋巴管扩张症、Whipple 病、滤细胞性淋巴瘤等 [7]。可通过组织活检进行鉴别诊断。

这个例子从初次诊断到确诊花了 2 年以上。第一次大肠内镜检查也发现了轻微异常所见，没有辨别出粪线虫病。在病例组织的再次镜检中，从过去的组织活检标本中发现了粪线虫，但由于不是中心部位，而是边缘部，所以如果没有临床方面的提示就难以诊断。直至确诊的转机是 EGD 和活检。考虑到经历了无法诊断的大肠病变时，EGD 有可能成为确诊的线索。

结语

经历了呈现出特异大肠内镜像的罕见消化道粪线虫病的一个例子，虽然难以诊断，但在 EGD 中得知的十二指肠病变以及病理检查是对诊断有用的。这个病例说明在诊断困难的大肠病变时，进行 EGD 诊断的手段可能是确诊的一个线索。

参考文献

[1] Al Samman M, Haque S, Long JD. Strongyloidiasis colitis : a case report and review of the literature. J Clin Gastroenterol 28:77–80, 1999

[2] Minematsu H, Hokama A, Makishi T, et al. Colonoscopic findings and pathologic characteristics of strongyloides colitis : a case series. Digestion 83;210–214, 2011

[3] 城間祥行, 佐藤良也. 日本における糞線虫と糞線虫症. 九州大学出版会, 1997

[4] 平田哲夫, 座覇修, 金城福則, 他. 糞線虫の生態と病態を探る. 化と生 39;513–516, 2001

[5] 伊藤佳之, 加藤俊夫, 毛利智美, 他. 大腸にびまん性多発びらん(小潰瘍)を呈した消化管糞線虫症の一例. 日本大腸肛門病会誌 62;60–64, 2009

[6] Choudhry U, Choudhry C, Romeo DP, et al. Strongyloidiasis : new endoscopic findings. Gastrointest Endosc 42;170–173, 1995

[7] 金城福則, 内間庸文, 座覇修, 他. 非腫瘍性びまん性十二指腸病変の診断―糞線虫症のX線, 内視鏡所見を中心に. 胃と腸 37;819–828, 2002

Summary

Strongyloides Colitis with a Rare Colonoscopic Findings, Report of a Case

Sakae Mikami[1], Masayuki Maruo[2],
Yukimasa Yamashita[1], Mitsuru Hoshi,
Masataka Yokode, Hisahiro Uemura,
Ryosuke Itai, Satoki Yasumura,
Eiji Ikeda, Mariko Takada,
Yasuhiko Sumitomo, Masayuki Onodera[3]

We report a rare case of Strongyloides colitis with unusual endoscopic findings, mainly involving the rectum and left-sided colon.

A man in his 70s was admitted to our hospital due to chronic watery diarrhea and weight loss. Colonoscopy revealed colitis with multiple erosions and small ulcers with redness in the rectum and sigmoid colon. Furthermore, upper gastrointestinal endoscopy revealed diffuse white mucosa in the duodenum and reddish mucosa in the gastric antrum. Pathological examination revealed filariform larvae of *Strongyloides* and eosinophilic infiltration of the lamina propria in the duodenum and colon.

[1]Department of Gastroenterology, Kobe City Medical Center West Hospital, Kobe, Japan

[2]Department of Internal Medicine, Hiroshima City Hiroshima Citizens Hospital, Hiroshima, Japan

[3]Department of Diagnostic Pathology, Kawanishi City Hospital, Kawanishi, Japan

编辑后记

小野 裕之　静冈县立静冈癌中心内镜科

本书是以浅表型食管胃交界部癌，并以腺癌为中心的一本书。到目前为止，外科手术切除的病例中，食管外科和胃外科的切除方式是不同的。而且，关于内镜下的切除，比如说 SM1 400μm 的情况下、Barrett 食管癌的情况下、胃癌非治愈切除的情况下、局部及扩大的治愈性切除，以及 Barrett 食管癌的诊断等问题都是非常难的。

为了解决这些问题，近年来很多机构都在进行着研究，食管癌和胃癌治疗的指南在某种程度上也和食管胃交界部癌相对应起来。本书是根据临床循证，并在处理意见上得到了统一，而策划出的供临床医生和病理医生参考的书籍。

我不知道有多少特殊的读者是从编辑后记开始阅读的，但我想就本书提出我推荐的阅读方法。

首先，在序言中小山以浅表型食管胃交界部癌的诸多问题为主题，提出了很多的问题点，所以请读一读。在把握了相关问题后，请读座谈会的内容。这次的座谈会，内容包括审查、内镜下诊断、病理诊断、内镜治疗和外科治疗等方面，参会者有作为内镜专家的小山（兼任会议主席）、藤崎，病理专家大仓，外科专家濑户，可谓是学术界的泰斗云集。这些专家和好像有点不学习感觉的小野之间以提问的形式进行着座谈会，并不是在褒奖不学习，但是包括基本问题的各种提问，是让个人非常有收获和值得学习的。我想这对交界部癌没有详细了解的读者们一定有很大帮助的。

对这次座谈会的内容逐渐理解了的话，请熟读以下的主题论文：①食管胃交界部癌和 Barrett 食管癌的鉴别是否是必要的；②食管胃交界部的淋巴结转移率及特征（多机构研究的结果）；③ Barrett 食管癌；④治疗策略；⑤外科切除的实际情况和课题。

特别是关于多中心共同研究的结果，对一定数量的食管胃交界部癌病例进行了讨论。以 Ishihara 等的 Risk of metastasis in adenocarcinoma of the esophagus：a multicenter retrospective study in a Japanese population. J Gastroenterol, 2016 Oct 18.［Epub ahead of print］为基础，有兴趣的同道可以参考和学习。

食管胃交界部癌的处理这几年有很大变化，预计 Hp 阳性率锐减的同时，该部位的癌也在增加。本书展示了目前诊断、治疗的策略，我想该是日常诊疗时的必读之书（或许是说得言过其实了）。几年前开始进行的前瞻性研究如果结果出来的话，或许会出现新的知识、新的策略。希望以期待这些问题的心境来阅读本书。

（李鹏　译）

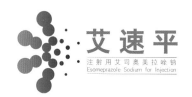

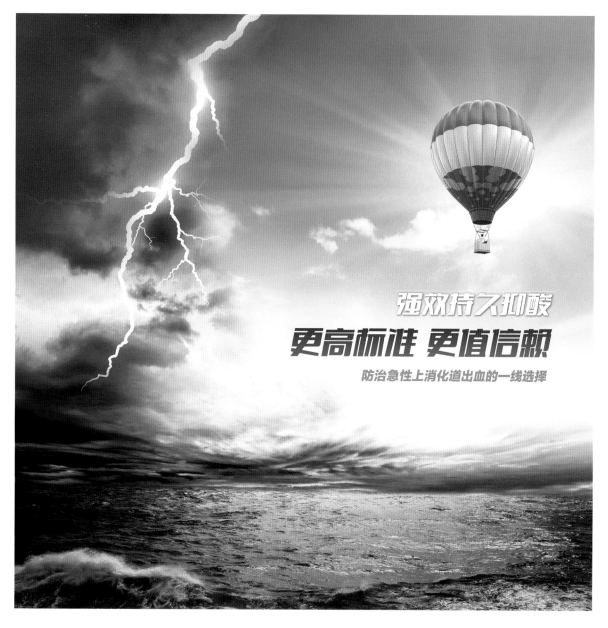

强效持久抑酸
更高标准 更值信赖
防治急性上消化道出血的一线选择

艾速平简要处方资料

【**成　　分**】本品主要成　为艾司奥美拉唑钠。辅料为依地酸二钠、氢氧化钠。

【**规　　格**】1.20mg（按$C_{17}H_{19}N_3O_3S$计）；2.40mg（按$C_{17}H_{19}N_3O_3S$计）。

【**适 应 证**】1.作为当口服疗法不适用时胃食管反流病的替代疗法。

　　　　　　　2.用于口服疗法不适用的急性胃或十二指肠溃疡出血的低危患者（胃镜下Forrest分级IIc-III）。

【**用法用量**】1.对于不能口服用药的胃食管反流病患者，推荐每日1次静脉注射或静脉滴注本品20～40mg。反流性食管炎患者应使用40mg，每日1次；对于反流疾病的症状治疗应使用20mg，每日1次。本品通常应短期用药（不超过7天），一旦可能，就应转为口服治疗。

　　　　　　　2.对于不能口服用药的Forrest分级IIc-III的急性胃或十二指肠溃疡出血患者，推荐静脉滴注本品40mg，每12小时1次，用药5天。

【**包　　装**】中性硼硅玻璃管制注射剂瓶。1支/盒，10支/盒。

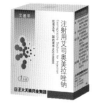

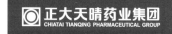

正大天晴药业集团
CHIATAI TIANQING PHARMACEUTICAL GROUP

@ HTTP://WWW.CTTQ.COM　📞健康咨询热线: 800 828 5598

胃与肠

——浅表型食管胃交界部癌的治疗策略

（日）《胃与肠》编委会　编著

《胃与肠》翻译委员会　译

Stomach and Intestine

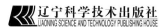

辽宁科学技术出版社
LIAONING SCIENCE AND TECHNOLOGY PUBLISHING HOUSE